DIE WESTDEUTSCHE KIEFER=KLINIK IN DÜSSELDORF
UND IHRE WIRKSAMKEIT.

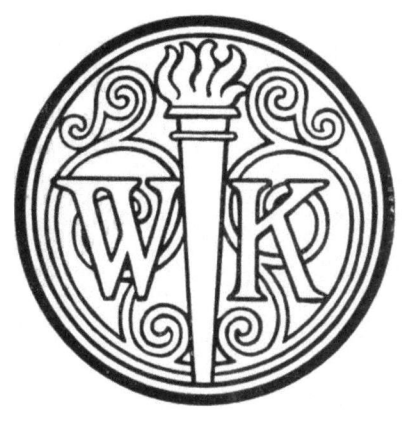

EIN BERICHT, ERSTATTET
VON DEM LEITER DER ANSTALT
PROFESSOR Dr. h. c. CHRISTIAN BRUHN

SPRINGER-VERLAG BERLIN HEIDELBERG GMBH

1922

ISBN 978-3-662-34157-5   ISBN 978-3-662-34427-9 (eBook)
DOI 10.1007/978-3-662-34427-9

INHALTS-VERZEICHNIS

Seite

I. Die Abgrenzung der Kieferheilkunde als Sonderfach ... 3
II. Die Westdeutsche Kieferklinik. Gründung — Bau — Organisation ... 8
III. Die Wirksamkeit der Westdeutschen Kieferklinik als Behandlungsstätte ... 15

    A. Chirurgische und zahnärztliche Behandlung und Nachbehandlung der Kriegsverletzungen ... 15

        Gesichtschirurgie ... 15
        Die Behandlung der Defektbrüche des Kiefers ... 16
        Knochenüberpflanzung ... 17
        Bewegungsstörungen, Gaumendefekte ... 19
        Kiefer- und Zahnprothesen ... 19
        Gesichtsprothesen und Epithesen ... 20
        Begutachtung ... 21

    B. Chirurgische und zahnärztliche Behandlung der nicht auf Kriegsbeschädigung zurückzuführenden Erkrankungen und Verletzungen der Kiefer und des Gesichtes ... 23

        Kieferfrakturen ... 23
        Erkrankungen des Kieferknochens ... 24
        Richtlinien für die Behandlung ... 27
        Verspätetes spezialistisches Eingreifen ... 27
        Bedeutung der klinischen Behandlung der Kiefererkrankungen ... 29
        Anästhesie ... 29
        Resektionen ... 29
        Ausräumungen ... 29
        Spontane Regeneration ... 30
        Autoplastische Knochen-Überpflanzung ... 31
        Bösartige Geschwülste ... 32
        Wiederherstellung zerstörter Gesichtsteile ... 33
        Angeborene Lippen- und Gaumendefekte ... 34
        Gesichtsneuralgien ... 34
        Nervenlähmungen ... 34
        Unterkieferdeformitäten ... 34

    C. Rein zahnärztliche Tätigkeit ... 39

    D. Ohren-, Nasen-, Halsabteilung ... 40

IV. Forschungs- und Lehrtätigkeit der Klinik ... 40
V. Statistiken und Übersichten ... 43

DIE ABGRENZUNG
DER KIEFERHEILKUNDE ALS SONDERFACH.

Die gegenseitige Wechselwirkung aller Organe des menschlichen Körpers macht es unmöglich, e i n Organ in der wissenschaftlichen Betrachtung aus dem Zusammenhang seiner Beziehungen herauszuheben. Nur vom Verständnis des Ganzen führt der Weg zur Erkenntnis der kleinen Dinge. Diese aber weiten und vertiefen sich vor dem forschenden Blicke so unendlich, daß es dem Arzte unmöglich wird, alle Einzelgebiete des menschlichen Organismus in den letzten Erkenntnissen zu erfassen und zu beherrschen. So ist es der natürliche Verlauf einer gesunden und für die Wissenschaft sowohl wie für die kranke Menschheit segensreichen Entwicklung, wenn sich der Arzt dem Sonderfache zuwendet, vorausgesetzt, daß er den Überblick über den ganzen Menschen und den Zusammenhang mit der gesamten Wissenschaft vom Leben nicht verliert. Zwingt einerseits die Fülle des wissenschaftlichen Stoffes den Arzt, sich zu spezialisieren, so drängt ihn andererseits die Notwendigkeit einer vollendeten technischen Berufsausbildung und -ausübung auf denselben Weg.

Diese Spezialisierung geschieht teils nach anatomisch-topographischen, teils nach physiologisch-funktionellen Gesichtspunkten, teils auch in einer Weise, die beide Anschauungen verbindet; oft auch kennzeichnet das vorherrschende therapeutische Vorgehen ein Spezialfach als solches; immer aber ruhen die Sonderfächer letzten Endes auf der wissenschaftlichen Grundlage der allgemeinen Heilkunde, und stets ist das Wohl des Kranken das vornehmste Ziel der Teilung und Vertiefung.

Man sollte daher annehmen, daß sich die Spezialisierung auf dem Gebiete der Medizin hemmungslos vollziehen, und daß sie sowohl bei den Vertretern der Heilkunde wie bei der Menschheit, der sie zugute kommt, Verständnis und Förderung finden würde. Merkwürdigerweise ist dies zumeist nicht der Fall. Keines der heute anerkannten Spezialfächer hat sich von derjenigen Disziplin, die ihr Gebiet früher mitbewirtschaftete, abtrennen können, ohne zunächst auf Widerstand zu stoßen und sich diesem gegenüber durchsetzen zu müssen.

Freilich erweist sich die Berechtigung und Notwendigkeit der Abtrennung eines Spezialgebietes der Heilkunde, sofern dasselbe wirklich reif für eine Sonderbearbeitung und Auswertung ist, später ganz von selbst; es zeigt sich dann in der Regel ein weit größeres Bedürfnis für seine Wirksamkeit, als vorher angenommen wurde. Der ursprüngliche Widerspruch und die anfängliche Verständnislosigkeit verstummen und schwinden vor dem Selbstverständlichen. Was so von jeder Spezialisierung auf dem Gebiete der Medizin zu sagen ist, kann auch von einem jungen Zweig der Heilkunde gelten, der sich in den letzten Jahren stark zu entwickeln beginnt, der K i e f e r h e i l k u n d e.

Für eine Abgrenzung in der wissenschaftlichen Betrachtung spricht die Kompliziertheit des in sich abgeschlossenen Kiefergebietes.

Der Aufbau des Kiefergerüstes, insbesondere des Oberkiefers, die Konstruktion des Kiefergelenkes, des Bewegungs- und Kauapparates, die eigenartige Architektur der Mundhöhle mit ihrer feinen Auskleidung, ihren Abschlußvorrichtungen, mit der Zunge und den zahlreichen großen und kleinen Drüsen erfordert zu völliger Erfassung ein Spezialstudium. Eine reiche Gefäßversorgung und eine überaus verzweigte Innervation motorischer und sensibler Natur, von der zahlreiche Anastomosen in die Nachbargebiete führen, entspricht der Mannigfaltigkeit der Funktionen, die sich in der Mundhöhle und ihrer nächsten Nachbarschaft abspielen. Zieht man weiter in Betracht, wie sich die Kiefer zwischen die wichtigsten Sinnesorgane einbauen, wie sie sich an die Schädelbasis anlehnen und den lebenswichtigen Strängen des Halsgebietes vorgelagert sind, und wie sich hieraus unzählige Beziehungen von größter Bedeutung ergeben, so wird es verständlich, daß die Beherrschung dieses Gebietes eine völlige Vertiefung in dasselbe verlangt. Noch deutlicher tritt die Notwendigkeit einer Spezialisierung hervor, wenn man das Gebiet vom pathologischen und therapeutischen Standpunkte aus betrachtet. Die Erkrankungen und Verletzungen der Kiefer und der ihnen benachbarten Weichteile sind so verschiedenartig in Ursache und Verlauf, daß es besonderer Erfahrungen bedarf, sie exakt zu diagnostizieren und ihre Behandlung in einer Weise durchzuführen, die den heute gegebenen Heilungsmöglichkeiten entspricht. Der Weg zu den hierzu erforderlichen Erfahrungen führt von zwei Seiten her. Es müssen sich dieselben einerseits auf gründliche allgemein chirurgische Kenntnisse aufbauen und sich andererseits auf reiche zahnärztliche Erfahrungen und eine virtuose Handhabung der technischen Mittel zahnärztlicher Orthopädie und Prothetik stützen. Da diese Bedingungen selten in e i n e r Person erfüllt sind, bedarf es auf dem Gebiete der Kieferheilkunde einer innigen Zusammenarbeit des Chirurgen und des Zahnarztes, um zu vollkommenen Resultaten zu gelangen. Derjenige, der hier tätig sein will, muß sich für die Ausübung solcher Tätigkeit von beiden Seiten her orientieren und von der Seite seiner Disziplin aus spezialistisch ausbilden, um die Grundlagen des Gebietes und alle auf ihm gegebenen Heilungswege und -möglichkeiten zu beherrschen.

In der Zeit vor dem Kriege hatte die Behandlung der Verletzungen und Erkrankungen der Kiefer halb in der Hand des Chirurgen, halb in derjenigen des Zahnarztes gelegen. In vielen Fällen hatte ein verständnisvolles und daher erfolgreiches Zusammenarbeiten der Vertreter beider Disziplinen stattgefunden, zu dem einsichtsvolle Chirurgen und Zahnärzte immer wieder mahnten. Im allgemeinen fehlte aber die innige Zusammenarbeit; insbesondere blieb der Zahnarzt zum Schaden der Kranken von der klinischen Beobachtung des Verlaufes der Kiefererkrankungen ausgeschlossen. Dies änderte sich durch die Notwendigkeiten des Krieges. Es entstanden Spezialanstalten, eingerichtet und geleitet im Sinne einer systematischen Zusammenarbeit des Chirurgen und des Zahnarztes. Hier bot sich die Gelegenheit zur vergleichenden klinischen Beobachtung des Krankheits- und Heilungsverlaufes bei Tausenden von Verletzungen und Erkrankungen der

Kiefer an einem Krankenmaterial, wie es noch niemals zuvor so reich und mannigfaltig zusammengekommen war.

Diese jahrelange vergleichende und beobachtende Arbeit auf demselben Gebiete schärfte dem Arzte den Blick und ließ ihn die Einzelheiten klarer erkennen, sie lehrte ihn zwischen dem Wesentlichen und dem Unwesentlichen im Krankheitsbild unterscheiden und die zueinander gehörenden Symptome richtiger, als dies seither geschehen war, in abgeschlossenen Erscheinungskomplexen zusammenzufassen. Dadurch öffnete sich der Weg für eine sichere Indikationsstellung für das erforderliche Vorgehen, das nunmehr stets nach einem einheitlichen Plan erfolgen konnte, einerlei, ob im Einzelfalle die chirurgische oder die orthopädische Seite der Behandlung im Vordergrunde stand. Chirurg und Zahnarzt gelangten in dieser Zusammenarbeit immer mehr zu einer gemeinsamen Auffassung der Behandlungsaufgaben und zu immer größerem praktischem Verständnis des gegenseitigen Arbeitsanteiles. Auch unterlagen die seitherigen Methoden und Hilfsmittel der Kieferbehandlung bei ihrer Anwendung einer kritischen Betrachtung und Auswahl. Es ergab sich ganz von selbst auf der einen Seite eine Auslese der brauchbarsten Mittel und zielsichersten Wege, auf der andern Seite eine Entwicklung und Bereicherung derselben, die nicht selten zu völlig neuem Vorgehen führte und ganz neue Möglichkeiten bot. Und so grenzte sich — zuerst freilich nur von einseitiger Betätigung an den Kriegsverletzten ausgehend — die K i e f e r h e i l k u n d e immer mehr als ein neues Sondergebiet ärztlichen und zahnärztlichen Wissens und Wirkens ab, zu dessen Bearbeitung bald eine Fülle von Erfahrungen und ein reicher Schatz erprobter Mittel zur Verfügung stand.

Nun hätte man annehmen sollen, daß die Entwicklung der Kieferheilkunde während des Krieges eine zu einseitig auf die Behandlung der Kriegsverletzungen gerichtete Tätigkeit geblieben wäre. Dies war jedoch nicht der Fall. Die Mannigfaltigkeit der Verletzungen, ihrer Folgezustände und Begleiterscheinungen bot so viel Analogien zu den n i c h t auf Kriegstrauma zurückzuführenden Verletzungen und Erkrankungen; es kamen zudem die letzteren in so großer Zahl und in so verschiedener Form vor, daß reichliche Gelegenheit gegeben war, an ihnen Erfahrungen zu sammeln und diese für die systematische Entwicklung der Kieferbehandlung zu verwerten. So führten die Verletzungen, die der Krieg hervorbrachte, wie auf anderen Spezialgebieten, so auch in der Richtung der Gesichtschirurgie und Kieferheilkunde, zu segensreicher Entwicklung.

Von einer Stätte zu berichten, an der dieses jüngste Sonderfach in wissenschaftlicher und praktischer Beziehung eine besonders intensive Bearbeitung erfuhr, ist die Aufgabe dieses Berichtes. Den Berufsgenossen mag derselbe Rechenschaft darüber geben, wie weit der ihnen von uns vor vier Jahren vorgelegte Plan einer Westdeutschen Kieferklinik[1] unter den seither sehr veränderten Zeitverhältnissen sich hat durchführen lassen; den Vielen, von denen wir bei und nach Entstehung unserer Klinik immer wieder die Frage hörten, ob eine solche Anstalt nach Abschluß der Versorgung der Kriegsbeschädigten überhaupt noch Aufgaben haben werde, wird derselbe eine Fülle solcher Aufgaben zeigen, den Freunden und Gönnern aber der W e s t d e u t s c h e n K i e f e r k l i n i k , die schon, ehe dieser Beweis erbracht war, treu zu ihr hielten, soll derselbe danken und ihnen die Berechtigung ihres Vertrauens beweisen.

---
[1] S. B r u h n , Die Westdeutsche Kieferklinik als Behandlungs-, Forschungs- und Lehrstätte. Deutsche Monatsschrift für Zahnheilkunde Juli 1918.

DIE WESTDEUTSCHE KIEFERKLINIK.
GRÜNDUNG, BAU UND ORGANISATION.

Gründung. Aus den kleinen Anfängen einer mit vierzig Betten ausgestatteten Privatklinik Prof. Bruhn's hatte sich das D ü s s e l d o r f e r   L a z a r e t t   f ü r   K i e f e r v e r l e t z t e während des Krieges zu einer aus sechs großen Lazarettabteilungen und einem wissenschaftlichen Institut bestehenden Anstalt entwickelt. — Mit der Ausdehnung des Betriebes hatte die Vervollständigung ihrer Einrichtungen, die wachsende Erfahrung und Schulung ihrer Ärzte und die Mitarbeit aller für die Wiederherstellung erforderlichen Spezialkräfte das Lazarett zu einer einheitlichen Spezialanstalt werden lassen, die für die Versorgung der Kiefer- und Gesichtsverletzten des Heeres erhebliche Bedeutung gewann. Das für sie Charakteristische war die s y s t e m a t i s c h   i n e i n a n d e r g r e i f e n d e   Z u s a m m e n a r b e i t aller Faktoren, deren Mitwirkung für eine möglichst vollkommene Beseitigung a l l e r Verletzungsfolgen im Gebiete der Kiefer und des Gesichtes erforderlich ist.

Schon frühzeitig ließ sich bei dieser Kriegsarbeit, die insgesamt 5000 Kiefer- und Gesichtsverletzten zugute kam, die Notwendigkeit erkennen, daß die Anstalt nach dem Kriege nicht zu wirken aufhören dürfe, sondern f o r t b e s t e h e n m ü s s e ,   u m   z a h l r e i c h e n   K r i e g s b e s c h ä d i g t e n   w e i t e r z u h e l f e n . Mit Bestimmtheit war vorauszusehen, daß in Deutschland noch für lange hinaus mit einer großen Anzahl von Kriegsverletzten zu rechnen sein würde, deren Behandlung noch nicht abgeschlossen war oder gänzlich unterblieb — wie bei zahlreichen Kriegsgefangenen —, ferner mit sehr vielen Fällen, deren Behandlung aus irgendwelchen Gründen nicht zu einer solchen Wiederherstellung führte, wie sie heute durch die einheitliche Anwendung der chirurgischen und zahnärztlich-orthopädischen Mittel und Methoden der Kiefer- und Gesichtschirurgie erreicht werden kann.

Aber auch für die Behandlung der n i c h t   a u f   K r i e g s b e s c h ä d i g u n g   z u r ü c k z u f ü h r e n d e n   E r k r a n k u n g e n   u n d   V e r l e t z u n g e n   d e r   K i e f e r zeigte sich die in der Anstalt geleistete Arbeit und gewonnene Erfahrung schon während des Krieges von hohem Wert. Angezogen durch die an den Kriegsbeschädigten erzielten Erfolge, suchten bald zahlreiche bürgerliche Patienten mit Kieferleiden und -verletzungen Hilfe und Beratung in der Klinik. D a ß   s i c h   d i e   W i e d e r h e r s t e l l u n g   d i e s e r   K r a n k e n ,   e b e n s o   w i e   d i e   N a c h b e h a n d l u n g   d e r   K r i e g s b e s c h ä d i g t e n ,   a m   s c h n e l l s t e n   u n d   e r f o l g r e i c h s t e n   i n   e i n e r   A n s t a l t   d u r c h f ü h r e n   l a s s e n   w e r d e ,   d i e   ü b e r   b e s o n d e r s   g u t e   S p e z i a l e i n r i c h t u n g e n   u n d   E r f a h r u n g e n   v e r f ü g t e   u n d   a l l e n   B e h a n d l u n g s n o t w e n d i g k e i t e n   i n   v o l l k o m m e n e r   W e i s e   R e c h n u n g   z u   t r a g e n   v e r m ö g e ,   l a g   a u f   d e r   H a n d .

Lange schon vor dem Kriege war wie von uns so auch von anderer Seite, insbesondere von Partsch, Breslau, auf die Notwendigkeit der Schaffung klinischer Einrichtungen an den Universitäten für die Behandlung der Kieferkranken hingewiesen worden. Es bildete sich daher im März 1917 in Düsseldorf aus Freunden des Lazarettes für Kieferverletzte ein Arbeitsausschuß, um die Mittel für die Fortführung der Anstalt als Kieferklinik und Nachbehandlungsstätte zu beschaffen. Durch reiche Spenden der alten rheinischen Familien, der rheinisch-westfälischen Werke und größeren Industrieverbände, dann durch eine in ganz Deutschland durchgeführte Werbung war bald die Verwirklichung des Planes gesichert und ein gutes Fundament für das Werk geschaffen. So konnte sich der Arbeitsausschuß im Juni 1917 als Verein „Westdeutsche Kieferklinik", e. V., konstituieren und die Satzungen annehmen, deren § 2 die Ziele und Aufgaben der Anstalt folgendermaßen zusammenfaßt:

„Der Zweck des Vereins ist die Weiterführung des Düsseldorfer Lazarettes für Kieferverletzte als einer mildtätigen und gemeinnützigen Anstalt, die ihre Hauptaufgabe darin suchen wird, in mildtätigem Wirken für eine besonders vollkommene Wiederherstellung dieser Kriegsbeschädigten, vor allem der materiell Hilfsbedürftigen unter ihnen zu sorgen und in diesem Sinne die Behandlung, Forschung und Lehre auf dem gesamten Gebiete der Zahnheilkunde, der Kiefer- und Gesichtschirurgie aufzunehmen. Auch soll die Anstalt in Verfolg ihrer Bestrebungen sich durch die Behandlung der Friedensverletzungen und -erkrankungen der Kiefer und des Gesichtes in den Dienst der Allgemeinheit stellen. Aufbauend auf diese Tätigkeit, soll die Anstalt eine Stätte umfassender wissenschaftlicher Arbeit auf dem gesamten Gebiete der Zahnheilkunde werden, an der für die Erforschung der großen Fragen dieses Gebietes, die für das Wohl der Allgemeinheit von hoher Bedeutung sind, ebenso wie für die wissenschaftliche Vertiefung und den technischen Ausbau der Methoden der konservierenden Zahnheilkunde, der Zahnersatzkunde und Orthodontik alle Mittel und Hilfskräfte bereitgestellt werden.

Die Anstalt soll mit allen wissenschaftlichen, klinischen und technischen Einrichtungen, die dem vorgenannten Zwecke dienen, ausgestattet werden. Der Verein ist berechtigt, alle zur Erreichung der vorgenannten Zwecke erforderlichen Maßnahmen zu treffen."

Der Verein hat, wie aus Vorstehendem hervorgeht, den Charakter einer gemeinnützigen Stiftung in der juristischen Form eines eingetragenen Vereins. Seine Organe sind:

ein Kuratorium,
ein Vorstand und
ein wissenschaftlicher Beirat.

Das Kuratorium, an dessen Spitze Geheimrat Dr. Ing. E. Kirdorf steht, setzt sich zusammen aus Mitgliedern, die ihm satzungsgemäß auf Grund ihrer amtlichen und beruflichen Stellung angehören, aus solchen, die in regelmäßigem Turnus durch das Kuratorium bzw. die Mitgliederversammlung gewählt werden, und aus den Stiftern des Vereins. Zu ersteren gehören: der Oberpräsident der Rheinprovinz, der Regierungspräsident des Regierungsbezirks Düsseldorf, der Landeshauptmann der Rheinprovinz, der Oberbürgermeister der Stadt Düsseldorf, der Chef des Militärsanitätswesens, der Chef der Medizinalabteilung des Ministeriums für Wissenschaft, Kunst und Volksbildung und ein Mitglied der Akademie für praktische Medizin in Düsseldorf.

Das Kuratorium wählt den Vorstand, stellt den Direktor an und bestätigt die Wahl der Mitglieder des wissenschaftlichen Beirates. Das Kuratorium berät die vom Vorstand geplanten Unternehmungen und Verträge, eventuell unter Anhörung des wissenschaftlichen Beirates oder einzelner Mitglieder desselben als Sachverständige und faßt die zu ihrer Durchführung erforderlichen Beschlüsse, sofern ihnen nicht ein Beschluß der Mitgliederversammlung zugrunde liegen muß. Das Kuratorium setzt den Haushaltsplan fest, prüft die Jahresrechnung, entlastet den Vorstand und beschließt über An- und Verkauf und Belastung von Grundstücken. Das Kuratorium hat darüber zu wachen, daß in der Gesamtwirksamkeit des Vereins **stets der humanitäre Charakter der Anstalt gewahrt bleibt**, daß insbesondere die Wirksamkeit der Westdeutschen Kieferklinik in erster Linie mittelbar oder unmittelbar Kriegsbeschädigten zugute kommt, und daß ferner die der Behandlung, Forschung und Lehre dienenden Einrichtungen des Vereins auf dem Boden weiterbauen, auf dem die Anstalt als Düsseldorfer Lazarett für Kieferverletzte entstand, **dem Gebiete der Zahnheilkunde**.

Der **Vorstand** besteht aus drei vom Kuratorium gewählten Mitgliedern. Derselbe führt die Geschäfte des Vereins. Ihm gehören auf unbestimmte Zeit an: Herr Oberbürgermeister Marx, Herrn Dr.-Ing. Schrödter und der Leiter der Anstalt, Herr Professor Dr. Bruhn, als Vorsitzender.

Der **wissenschaftliche Beirat** setzt sich zusammen aus Vertretern aller derjenigen Fächer und Sonderfächer der Medizin, die mittelbar oder unmittelbar näher an der Arbeit der Westdeutschen Kieferklinik beteiligt sind, oder zu denen wichtige Fragen aus dem Gebiete der Zahnheilkunde hinüberführen. Zurzeit gehören dem wissenschaftlichen Beirat die folgenden Herren an: Geheimer Medizinalrat Prof. Dr. Lubarsch, Berlin, Geh. Medizinalrat Prof. Dr. Krauß, Berlin, Prof. Dr. W. Sachs, Berlin, Prof. Dr. Dieck, Berlin, Geh. Medizinalrat Prof. Dr. Partsch, Breslau, Geh. Medizinalrat Prof. Dr. Schloßmann, Düsseldorf, Prof. Dr. Bruhn, Düsseldorf. Außer den gewählten Mitgliedern des wissenschaftlichen Beirates, die zugleich dem Kuratorium angehören, hat in demselben ein Vertreter der Medizinalabteilung des Ministeriums für Volkswohlfahrt und des Ministeriums für Wissenschaft, Kunst und Volksbildung Sitz und Stimme. Aufgabe des wissenschaftlichen Beirates ist es, das Kuratorium und die anderen leitenden Organe der Westdeutschen Kieferklinik durch eine Beratung in wichtigen Fachfragen in der Durchführung ihrer Aufgaben im Sinne ihrer Satzungen und der bei ihrer Gründung für ihr Wirken aufgestellten wissenschaftlichen und akademischen Ziele zu unterstützen.

Nachdem durch die Sammlung der Mittel und die Organisation des Vereins die Fundamente für das Weiterbestehen und Wirken der Anstalt geschaffen waren, würde die weitere Entwicklung des Werkes durchaus im Sinne des Gründungsplanes ihren Fortgang haben nehmen können, wenn es möglich gewesen wäre, für die ersten Jahre nach dem Kriege, wie ursprünglich beabsichtigt, eine der großen Abteilungen des Düsseldorfer Lazarettes für Kieferverletzte aufrecht zu erhalten. Damit würde dem vorliegenden Versorgungsbedürfnis in etwa entsprochen sein, bis günstigere wirtschaftliche Verhältnisse einen Neubau der Westdeutschen Kieferklinik ermöglicht hätten. — Durch den unglücklichen Ausgang des Krieges wurde dieser Plan vereitelt. Da Düsseldorf in der neutralen Zone lag, mußten alle Abteilungen des Lazarettes bis auf die mit etwa 40 Betten ausgestattete Privatklinik Prof. Bruhns geschlossen werden; diese wurde ausschließlich als Schwerkrankenabteilung beibehalten.

Mehr als 600 Verwundete mußten damals, zum großen Teil mit halb abgeschlossener Behandlung, vorläufig entlassen werden, und fortgesetzt gingen der Anstalt von diesen Patienten, ihren Angehörigen und den Lazaretten, in denen sie untergebracht waren, Gesuche um Wiederaufnahme zu.

Bau. Wenn daher die Westdeutsche Kieferklinik ihre große Aufgabe durchführen wollte, mußte sie sich entschließen, durch einen Neu- oder Umbau jetzt schon ein größeres Krankenhaus zu errichten. Das Kuratorium der Westdeutschen Kieferklinik war sich wohl bewußt, daß damit ein schweres Opfer verknüpft sein werde, daß dieses Opfer aber gebracht werden müsse, wenn die Anstalt gerade in der Zeit, in der ihr Wirken am allernotwendigsten sein würde, ihre Arbeit in segensreicher Weise fortsetzen wollte. So wurde der Kuratoriumsbeschluß zu einem Umbau gefaßt, für den zunächst eine Bausumme von M. 650 000.—[1] in Aussicht genommen wurde. Dieser Umbau sollte die Westdeutsche Kieferklinik in den Besitz einer modern eingerichteten Anstalt bringen, in der sie ihre Behandlungsarbeit an den Kieferkranken völlig im Sinne ihres Gründungsplanes durchführen konnte.

Es standen für diesen Umbau mehrere in der Sternstraße gelegene Grundstücke zur Verfügung, die bereits während des Krieges dem Lazarette gedient hatten, unter denen dasjenige Sternstraße 39, ein wundervoller Besitz mit großem Garten, von dem Bergwerksbesitzer Hugo von Gahlen der Klinik geschenkt war. Hinzu kamen durch Kauf die Grundstücke Sternstraße 37 und 41, so daß nunmehr ein einheitliches Terrain von 2700 qm Größe und einer Straßenfront von 36,5 m für den Bau vorhanden war. Auf diesem Terrain wurde durch einen vom Herbst 1918 bis Ende des Jahres 1919 unter der Leitung des Architekten Max Wöhler durchgeführten Umbau die jetzige Anstalt errichtet, durch die wir jetzt den Leser führen möchten.

Das mittlere **Erdgeschoß** des Hauptgebäudes enthält neben dem Haupteingang die Pförtnerstube und die Fernsprechzentrale sowie zwei Wartezimmer, daneben einen großen Raum für **allgemeine Behandlung** (Massage, heiße Luftanwendung, Bestrahlung usw.) ferner ein Eßzimmer für die Assistenten. Im Mittelflügel liegen sämtliche Behandlungsräume, nämlich die **chirurgische Abteilung** mit einem großen Operationsraum für aseptische Eingriffe, einem Operationsraum für septische Fälle und einem Vorbereitungsraum sowie die **zahnärztlich-orthopädi-**

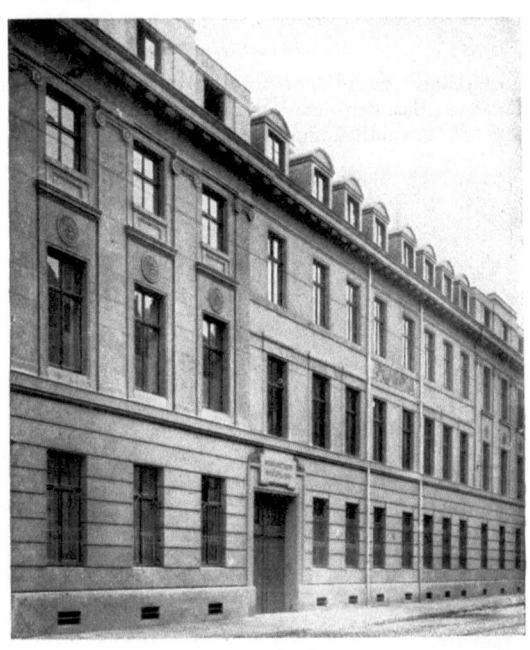

Die Westdeutsche Kieferklinik, Düsseldorf, Sternstraße 35—41.

---

[1] Die Bausumme ist infolge der Entwicklung der wirtschaftlichen Verhältnisse im Laufe der Bauzeit um ein Mehrfaches überschritten worden.

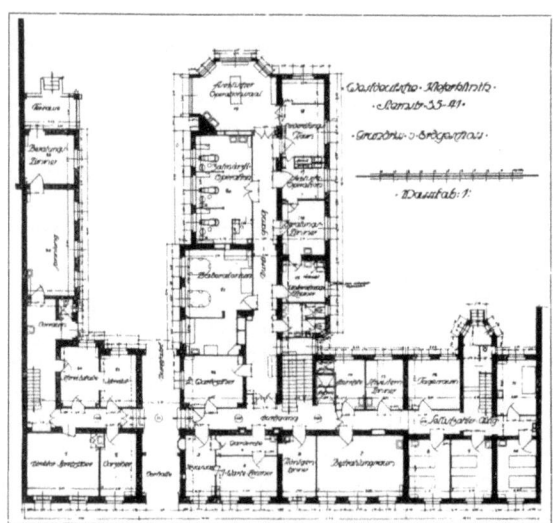

Grundriß des Erdgeschosses.

sche Abteilung mit einem großen Behandlungsraum für drei Assistenten und einem kleinen Behandlungsraum für den Leiter der Abteilung, ein großes technisches Laboratorium und eine Abteilung für Hals-, Nasen- und Ohrenbehandlung.

Den nördlichen Flügel des Erdgeschosses nehmen die Bureauräumlichkeiten ein, nämlich ein Direktorzimmer, das Sekretariat des Vereins „Westdeutsche Kieferklinik", zwei Räume für die Aufnahme und Buchhaltung und zwei Bureaus für einen Beamten des Versorgungsamtes. Der südliche Flügel der Anstalt ist abgeteilt und enthält im Erdgeschoß und ersten und zweiten Stockwerk die Privat-

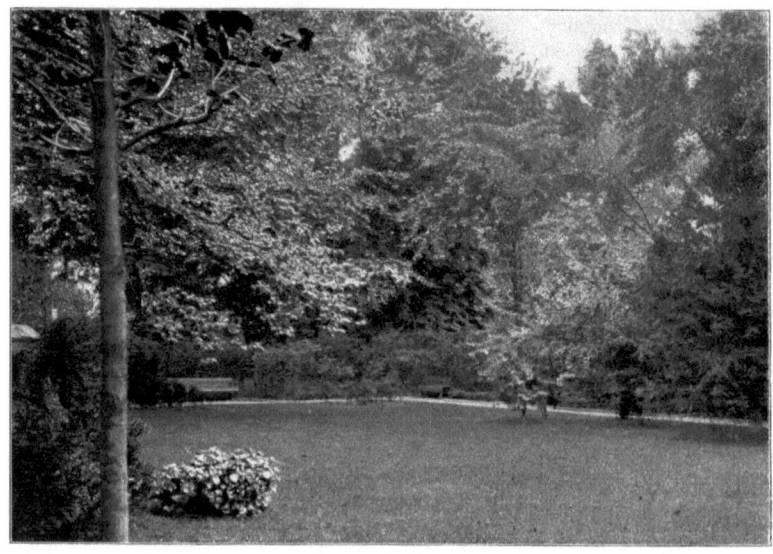

Der Anstaltsgarten.

abteilung mit Ein- und Zweibettenzimmern sowie die dazugehörigen Tagesräume. Diese Abteilung hat einen besonderen Garten.

Im ersten Stockwerk liegen in der Mitte des Hauses zwei gediegen eingerichtete große Tagesräume und in unmittelbarer Nachbarschaft derselben eine große Wärmeküche, zu der ein Aufzug die Speisen aus der Hauptküche hinaufbefördert. Weiter enthält das erste Stockwerk Krankensäle, einen Abstellraum und eine Reihe sanitärer Anlagen.

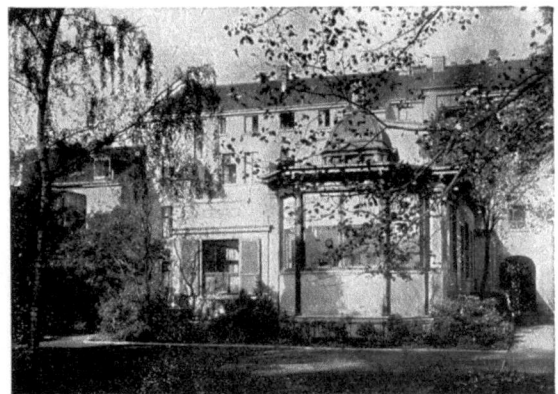

Gartenfront (im Mittelflügel die Operationsräume).

Im mittleren Anbau ist eine Wohnung für zwei unverheiratete Ärzte untergebracht. Das zweite und dritte Stockwerk ist von Kranken- und Schlafsälen mit den dazugehörigen Nebenräumlichkeiten eingenommen. Das dritte Stockwerk enthält zugleich die Zimmer für einen Teil des Pflege- und sonstigen Personals; auch liegt hier das photographische Atelier. Zwischen dem zweiten und dritten

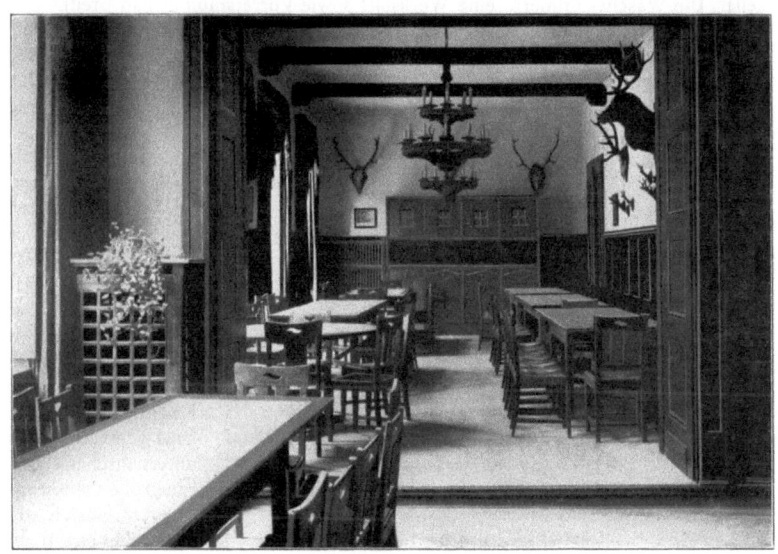

Die Tagesräume.

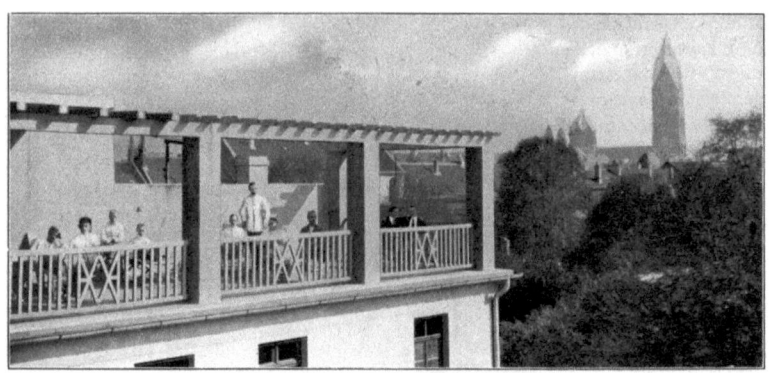

Liegehalle auf dem Dach des Nordflügels.

Stockwerk trägt der Anbau eine teils überdeckte, teils freiliegende Halle, die, als Pergola ausgebaut, geräumig genug ist, um einem großen Teile der Kranken Aufenthalt zu bieten. Hier liegen bei sonnigem Wetter die bettlägerig Kranken, um die offenen Wunden nach ärztlicher Vorschrift vom natürlichen Sonnenlicht bestrahlen zu lassen. Im Anbau zwischen dem ersten und zweiten Stockwerk befindet sich eine sechsbettige Kinderstation.

Im Untergeschoß liegt ein großer Waschraum mit fließendem kaltem und warmem Wasser. Hier waschen sich alle nicht bettlägerig Kranken; fünf Badezellen sind dem Waschraum angegliedert. Weiter liegen hier die Heizungsanlage, die Kohlenkeller, die Wäschekammern, eine Werkstatt sowie Vorratsräume. Ein breiter und hoher unterirdischer Gang führt zum Wirtschaftsgebäude, das, im östlichen Teile des Anstaltsgeländes gelegen, die Küche, Vorratsräume sowie die Wohnungen für Pflege- und Hauspersonal enthält. Die Küche besitzt einen besonderen Raum für die Herrichtung und Zerkleinerung der Speisen, wie sie für die Kieferkranken notwendig sind. Durch eine Reihe elektrisch angetriebener Maschinen erfolgt diese Zubereitung. Der ganze Wirtschaftsverkehr, der Transport des Essens zwischen Küche und Haupthaus geht durch den unterirdischen Gang. Ein großer, schön angelegter Garten mit alten Bäumen umgibt die Anstalt; eine ein-

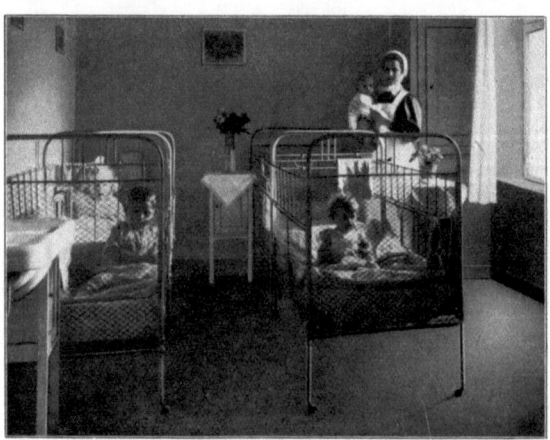

Kinderstation.

heitlich schön gegliederte Front gibt ihr straßenwärts ein stattliches Gepräge. Schon während des Krieges erwarb das damalige Kieferlazarett das dem heutigen Anstaltsbau gegenüberliegende Eckhaus Sternstraße 20 und benutzte es teils für klinische und teils für technische Zwecke. Hier entstanden die wissenschaftlichen Sammlungen. Heute ist dieses Haus als z a h n ä r z t l i c h e s I n s t i t u t der Klinik eingerichtet. Es enthält im Erdgeschoß ein Bureau, ein Wartezimmer und einen Operationsraum für zahnärztlich-poliklinische Zwecke, im ersten Stockwerk die prothetische Abteilung und ein großes Laboratorium, das über 18 Arbeitsplätze verfügt, und im zweiten Stockwerk eine konservierende Abteilung mit fünf Operationsstühlen. Außerdem haben zwei verheiratete Zahnärzte der Klinik Dienstwohnungen in diesem Hause.

Seit Anfang dieses Jahres hat die Westdeutsche Kieferklinik ferner das ihr unmittelbar benachbarte und im Innern mit ihr verbundene Haus Sternstr. 33 ermietet und als wissenschaftliches Institut eingerichtet. Es enthält im Erdgeschoß die in zwei Räumen untergebrachte Bibliothek und einen modern eingerichteten Hörsaal mit etwa sechzig Sitzplätzen. Der Hörsaal besitzt einen Nebenraum mit zwei Projektionsapparaten und den Einrichtungen der Mikrophotographie und Mikroprojektion. – Im ersten Stockwerk ist ein Laboratorium für chemische, bakteriologische und histologische Untersuchungen untergebracht, ferner die Lehrmittelsammlung und Röntgenabteilung der Klinik.

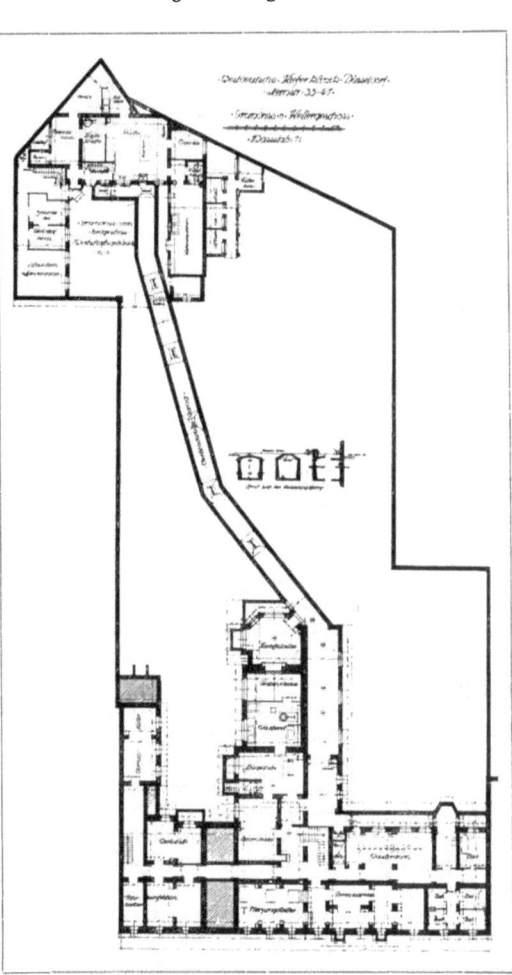

Grundriß des Kellergeschosses, der Wirtschaftsgebäude und des unterirdischen Verbindungsganges.

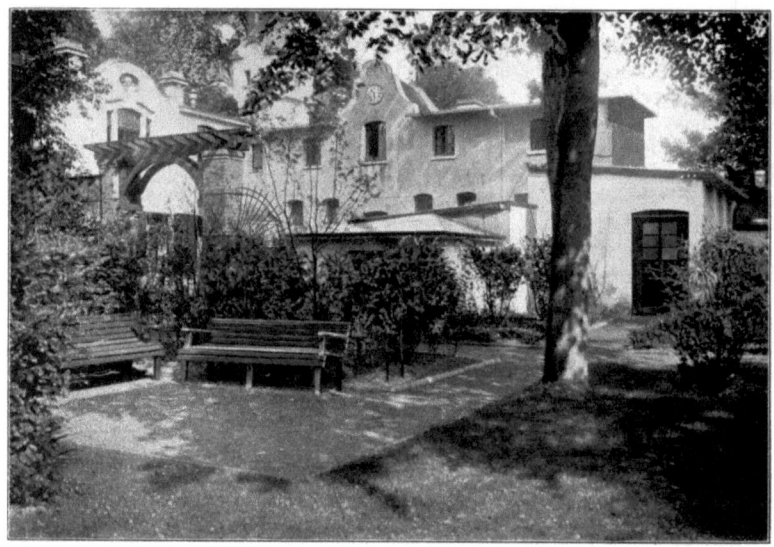

Wirtschaftsgebäude.

Organisation. Die Oberleitung des gesamten Betriebes der Klinik in wirtschaftlicher, ärztlicher und hygienischer Hinsicht liegt in den Händen des Schreibers dieses Berichtes, der zuvor seit Kriegsbeginn das von ihm begründete Düsseldorfer Lazarett für Kieferverletzte geleitet hatte. Dem Direktor untersteht für den Verwaltungsdienst ein Betriebsinspektor, der für die äußere und innere Sicherheit der Klinik und des zahnärztlichen Institutes, für die sachgemäße Unterhaltung und Benutzung der Baulichkeiten, Einrichtungen und Betriebsmittel zu sorgen, das untere Bureau- und Hauspersonal anzustellen und zu entlassen hat. Der Inspektor ist zu gleicher Zeit Beamter des Versorgungsamtes und vermittelt zwischen diesem und der Klinik. Die Aufnahme und die Buchführung der Klinik und der Einkauf des fortlaufenden Bedarfs liegt einem zweiten Beamten ob.

Jede der Behandlungsabteilungen steht unter der Leitung eines in ärztlicher Beziehung selbständigen leitenden Arztes bzw. Zahnarztes. Leiter der chirurgischen Abteilung ist der um die Anstalt sehr verdiente Spezialarzt für Kiefer- und Gesichtschirurgie Dr. med. August Lindemann, der seit Dezember 1914 an der Klinik wirkt.

Leiter der zahnärztlichen Abteilung ist der aus der Partsch-Schule hervorgegangene zahnärztlich-chirurgisch spezialistisch ausgebildete Dr. Carl Kukulies.

Die vielfachen engen Beziehungen zwischen den Erkrankungen und Verletzungen der Kiefer und Nebenhöhlen, der Nase und des Ohres führten Ende des Jahres 1921 dazu, in der Klinik eine Abteilung für Ohren-, Nasen- und Halskrankheiten einzurichten, deren Leitung dem Medizinalrat Dr. Hoelscher, einem früheren Mitarbeiter Bernhard Fränkels und Killians an der

Berliner Universitäts-Halsklinik usw., übertragen wurde. Dr. Hoelscher, der sich seit 20 Jahren vorwiegend mit den chirurgischen Erkrankungen seines Faches befaßt, hat als erster deutscher Halsarzt die Total-Exstirpation des Kehlkopfes wegen Krebs mit Erfolg gemacht und befaßt sich besonders auch mit der Kropfchirurgie.

Die Abteilungen der Klinik bilden unter der zusammenfassenden Oberleitung eine Einheit und ergänzen sich durch das Zusammenwirken der an ihnen angestellten Ärzte und Zahnärzte sowohl in der Behandlung der Kranken als auch in der Lehr- und Forschungstätigkeit. Zurzeit sind zwölf Ärzte und Zahnärzte an der Anstalt tätig.

Das Pflegepersonal wird von dem Kaiserswerther Diakonissenhaus gestellt. Zurzeit wird der Dienst von einer Oberschwester, 11 Diakonissen, 3 Hilfsschwestern versehen.

Als Seelsorger der Klinik wirken schon seit Beginn des Krieges die Herren Prälat D. Esser von der kath. St.-Rochus-Pfarre und der evangelische Pfarrer zu St. Johannes Superintendent Meinberg.

DIE WIRKSAMKEIT DER WESTDEUTSCHEN KIEFERKLINIK ALS BEHANDLUNGSSTÄTTE.

A. DIE BEHANDLUNG UND NACHBEHANDLUNG KRIEGSBESCHÄDIGTER.

Die Behandlung und Nachbehandlung der Kriegsverletzungen der Kiefer und des Gesichts wird die vornehmste Aufgabe der Westdeutschen Kieferklinik bleiben, solange es noch Kriegsbeschädigungen dieser Art in Deutschland geben wird. Ihre Erfüllung stellt mannigfache Unteraufgaben. Unter diesen nimmt die chirurgisch-plastische und zahnärztlich-orthopädische Behandlung ungenügend oder überhaupt nicht gedeckter Weichteildefekte des Gesichtes einen breiten Raum ein.

Chirurgisch-orthopädische Wiederherstellung der Gesichtsform.

Die Zahl der auf dem Sondergebiet der Gesichtschirurgie ausgebildeten Ärzte und in der Gesichtsorthopädie erfahrenen Zahnärzte, die während des Krieges für die Behandlung zur Verfügung standen, war bei weitem nicht ausreichend, um allen Kriegsbeschädigten mit Gesichtsverletzungen eine wirklich spezialistische Versorgung zuteil werden zu lassen. Häufig fehlte der Gesichtschirurgie die gesichtsorthopädische Mitarbeit des Zahnarztes, und stets war dies für das Resultat hinsichtlich der Wiederherstellung der zugrundegegangenen Gesichtsform ein Schaden. Infolgedessen gibt es heute noch sehr viele während des Krieges behandelte Verletzungen des Gesichtes, deren Defekte durch Gewebsmaterial gedeckt sind, das nach Art und Entnahmestelle für die Verwendung ungeeignet war. Auch fehlt es nicht an solchen Fällen, in denen das Gesicht gerade durch die Art der Entnahme des Gewebes zur Deckung von Defekten geschädigt oder entstellt wurde. Diese Fälle bedürfen einer gesichtschirurgischen und orthopädischen Nachbehandlung. Ihre Zahl wurde noch stark vermehrt durch aus der Gefangenschaft heimkehrende Kriegsteilnehmer mit ungenügend versorgten Gesichtsverletzungen. Unter diesen befanden sich manche, die chirurgisch gänzlich unversorgt waren, manche, bei denen die Versorgung ungenügend blieb; einzelne Fälle sind uns zu Gesicht gekommen, die in der Gefangenschaft eine erfolgreiche spezialistische Behandlung erfahren hatten. Doch nicht allein für die Versorgung solcher Kriegsbeschädigter, bei denen die gesichtschirurgische Behandlung sozusagen von Grund auf neu begonnen werden mußte, ergeben sich wichtige Aufgaben, sondern vor allem durch die Rezidive bereits abgeschlossener Behandlungen. Das Resultat der gesichtschirurgischen Arbeit erfährt im Laufe der Zeit durch Gewebsschrumpfung, Narbenbildung, Wiederaufflackern entzündlicher Prozesse und andere Ursachen mancherlei Veränderung und Einbuße. Nahezu 70% aller Gesichtsverletzten, bei denen große Defekte bestanden und erhebliche Teile des Gesichtes zerstört waren, bedürfen nach dem Wiederaufbau der Gesichtsform von Zeit zu Zeit der Kontrolle uud Nachhilfe. So hatte die Westdeutsche Kieferklinik in den drei Jahren, die seit Beendigung des Krieges vergangen sind, hier ein Feld für eine reiche Betätigung. Es sind in dieser Zeit 639 Kriegsbeschädigte mit mehr oder minder großen Gesichtsdefekten chirurgisch-plastisch und zahnärztlich-orthopädisch behandelt worden; etwa 90 befinden sich zurzeit in der Anstalt, und zahlreiche Kriegsbeschädigte sind noch für eine gesichts-chirurgische Nachbehandlung vorgemerkt.

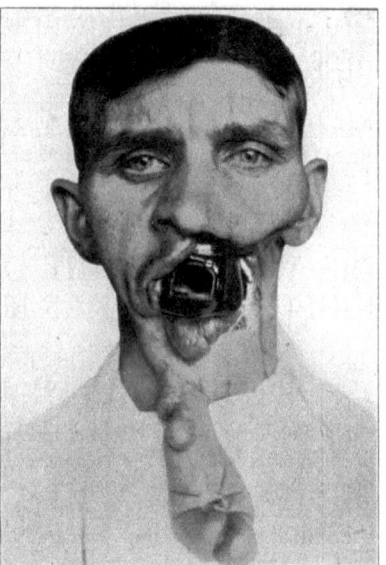

Abb. 1. Vorbereitete Weichteilplastik in einem Falle schwerster Kriegsverletzung des Gesichtes, die chirurgisch-plastische Arbeit konnte erst in der Nachkriegszeit begonnen werden. Das Bild zeigt die Apparate, die an Stelle des in Verlust geratenen Knochengerüstes dem Wiederaufbau der Weichteile als Unterlage und Stütze dienen sollen, und das aus der Brust entnommene Ersatzgewebe. Dieses Gewebe ist bereits an der rechten Kinnseite angeheilt und wird von dort aus ernährt. (Nachkriegsarbeit der Westdeutschen Kieferklinik.)

Orthopädische und chirurgische Behandlung der veralteten Defektbrüche.

Ebenso wichtige Aufgaben wie in der Behandlung der Weichteile bieten sich der Klinik in der orthopädischen und chirurgischen Behandlung der veralteten Defektbrüche des Kieferknochens. Eine äußerst schwierige vorbereitende Maßnahme ist in diesen Fällen die Richtigstellung der Bruchstücke zueinander und zu ihrer Umgebung in einer ihrer normalen gleich- oder nahekommenden Stellung und die Festhaltung in dieser Lage bis zur knöchernen Wiederverbindung der Bruchenden bzw. -ränder. Diese Reposition und Retention der Fragmente, die wir unter der Bezeichnung S c h i e n u n g zusammenfassen, ist für das Resultat der Heilung von größter Wichtigkeit. Die richtige Stellung der Zahnreihen zueinander, eine ungehinderte Funktion des Gelenkes und der symmetrische Wirkung der an den Fragmenten inserierenden Muskeln hängt von der vorher erfolgten Richtigstellung der Bruchstücke ab.

Auch schafft die Schienung die Vorbedingungen für die chirurgische Wiederherstellung der durch die Verletzung zerstörten Gesichtsform und die Grundlage für die zahn- und kieferprothetischen Maßnahmen.

Da bei der Mehrzahl der auf Kriegsbeschädigung zurückzuführenden Defektbrüche des Unterkiefers, die jetzt in der Westdeutschen Kieferklinik zur Behandlung kommen, die frühzeitige Schienung versäumt ist, findet man bei denselben die Fragmente durch die Verkürzung der an ihnen ansetzenden Muskeln, durch Verwachsungen mit benachbarten Wundflächen und Anheftungen durch Narbenstränge in unrichtiger Stellung festgehalten. Die Fragmente setzen einer Richtigstellung einen außerordentlich starken Widerstand entgegen und werden immer wieder in die verkehrte Stellung zurückgezerrt. Hinzukommt, daß in vielen dieser Fälle in den Bruchstücken stehende Zähne als Angriffspunkte für die Schienungsapparate fehlen, so daß man mit den allgemein üblichen Schienungsmethoden nicht zum Ziele gelangt.

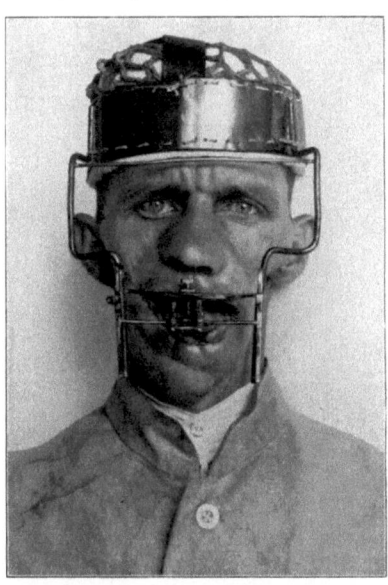

Abb. 2. Derselbe Kranke, den Bild 1 wiedergibt. Der Wiederaufbau der Weichteile des Kinnes ist inzwischen vollzogen. Der Patient trägt Apparate, die der Formung des Mundinnern dienen. Mehrjährige Behandlung erforderlich. (Nachkriegsarbeit d. Westdeutschen Kieferklinik.)

Nun sind schon während des Krieges im Düsseldorfer Lazarett für Kieferverletzte unter reger Mitarbeit der an ihm angestellten Zahnärzte zahlreiche Konstruktionen von Schienungsverbänden entstanden, die gerade in den schwierigen Fällen ihre Wirkung tun. Insbesondere ist die sogenannte Nagelextension ausgebaut worden, die den Angriffspunkt für die Schienung im Knochen selbst sucht. Diese Verfahren finden in der orthopädischen Abteilung der Westdeutschen Kieferklinik nutzbringende Anwendung.

Der Wiederherstellung der deckenden Weichteile und der Schienung der Fragmente folgt bei der Behandlung der veralteten Defektbrüche des Kiefers die Schließung der Knochenlücken. *Deckung der Knochendefekte der Kiefer durch Knochen-Überpflanzung.* Vor dem Kriege stand man noch allgemein auf dem Standpunkt, die Lücken eines ausgedehnten Defektbruches des Kiefers durch eine sogenannte Immediatprothese zu schließen. Man verzichtete auf die Wiederherstellung der Kontinuität des Knochens und füllte die Knochenlücke durch ein künstliches Ersatzstück aus. Erst während des Krieges vollzog sich eine bedeutsame Entwicklung und Wandlung in der Anschauung und dem Wissen von den für die Wiederherstellung des knöchernen Zusammenhanges durch die Knochenüberpflanzung gegebenen Möglichkeiten. Vorher lagen nur einzelne, noch keineswegs abgeschlossene Versuche, die Knochendefekte des Unterkiefers durch Überpflanzung zu schließen, vor. (Tillmann, Sykoff, Klapp, Schmieden und einzelne andere.)

Nun aber entstand eine Schule, die im Gegensatz zu früherer Anschauung in fast allen Fällen die Wiederherstellung des knöchernen Zusammenhanges als Ziel der chirurgisch-orthopädischen Behandlung der Defektbrüche des Unterkiefers annimmt. Da dieses Wissen jedoch nicht Allgemeingut aller derer war, die sich während des Krieges mit der Kieferbehandlung befaßten, so fehlte es sowohl an einer sicheren Indikationsstellung für die Anwendung dieses Verfahrens wie an der Technik desselben. Es ist ein Verdienst des Düsseldorfer Lazarettes für Kieferverletzte, aus dem die Westdeutsche Kieferklinik hervorging, und seines Chirurgen Lindemann, dieses Verfahren in besonderem Maße ausgebaut und erprobt zu haben. Die Resultate, die hier in nahezu 1000 Fällen durch eine Knochenüberpflanzung (Autoplastik) erzielt wurden, haben bewiesen, daß dieses Verfahren in der weitaus größten Mehrzahl der Fälle zu vollem Erfolge führt.

Daß dasselbe bei sehr vielen Kriegsbeschädigten erst jetzt oder in kommender Zeit in Anwendung kommen kann, ließ sich voraussehen, da bei sehr vielen Patienten die Weichteile, die den verpflanzten Knochen ernähren müssen, entweder fehlten oder sich in einem Zustande befanden, der sie für die Aufnahme des Knochens ungeeignet erscheinen ließ. Es muß daher oft der Wiederaufbau der Weichteile oder eine langwierige Behandlung derselben vorausgehen, ehe die Knochenüberpflanzung erfolgen kann. — Nach Beendigung des Krieges sind in 264 Fällen Defektbrüche des Unterkiefers in der Westdeutschen Kieferklinik orthopädisch behandelt und autoplastisch gedeckt worden. Augenblicklich befinden sich 22 Fälle in der Anstalt, in denen die Knochenplastik

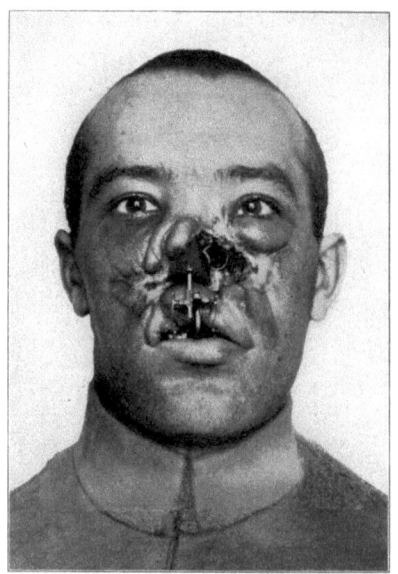

Abb. 3. Orthopädische Vorbereitung des Wiederaufbaues einer durch Kriegsverletzung zerstörten Nase. Eine verstellbare Unterlage für die plastische Arbeit wird von den Zähnen des Oberkiefers getragen.

zur Schließung von Defekten des Unterkiefers ausgeführt worden ist. Auch nach der Verheilung ist eine Überwachung und Kontrolle für viele dieser Fälle erforderlich. Es werden nach Schließung der Knochenlücken nicht selten Frakturen, Einschmelzungen und Verschiebungen der Fragmentenden, Callus- und Neubildungen beobachtet; auch kommt es zuweilen am Eingriffsorte zum Aufflackern entzündlicher Vorgänge. Es muß daher eine stets wiederholte Kontrolle stattfinden, durch die die Klinik eine wichtige Überwachungsarbeit leistet. Diese ständige Beobachtung geht Hand in Hand mit den Untersuchungen in den wissenschaftlichen Laboratorien der Anstalt, die eine Aufklärung der biologischen Vorgänge bei der Regeneration des Knochens nach Knochenüberpflanzungen anstreben.

Einen wichtigen Bezirk chirurgischer Nachbehandlungsarbeit bei Kriegsverletzungen in unserer Klinik umfaßte die Beseitigung der Bewegungsstörungen des Unterkiefers, die, der Ursache nach äußerst verschieden, unter der sehr wenig prägnanten Bezeichnung „Kieferklemme" zusammengefaßt, eine sehr häufige Folgeerscheinung der Verletzungen des Kiefers und seiner Umgebung bilden und einer rein orthopädischen Behandlung zu trotzen pflegen. Diese Bewegungsstörungen können durch kallöse und narbige Wucherungen verursacht sein, die in der Umgebung des Gelenk- und Kronenfortsatzes des Unterkiefers bestehen, ferner durch Verletzungen der Muskulatur und ihrer Ansätze, oder es kann sich um traumatische und entzündliche Veränderungen des Gelenkfortsatzes oder der Gelenkkapsel handeln. Das chirurgische Vorgehen richtet sich auf die Beseitigung der vorhandenen Hindernisse, die durch eine Durchtrennung der narbigen Stränge im Muskelgebiet, durch die Resektion des Gelenkkopfes oder durch Ausräumung der Gelenkkapseln mit nachfolgender Einpflanzung von Bindegewebe erreicht wird. Auf eine solche Wiederherstellung der Beweglichkeit des Unterkiefers, die oft nach langer völliger Unbeweglichkeit durch den Eingriff erzielt werden kann, wurde in 28 Fällen hingearbeitet. Der Erfolg des durch eine gleichzeitige orthopädische Behandlung unterstützten Vorgehens war durchweg ein ausgezeichneter.

Beseitigung der Bewegungsstörung des Unterkiefers.

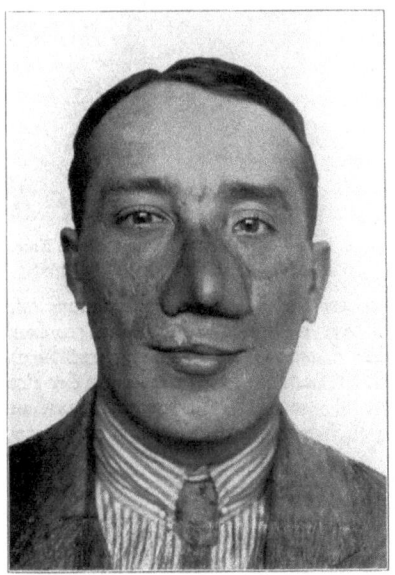

Abb. 4. Derselbe Patient, den Bild 3 wiedergibt. Inzwischen ist nach der italienischen Methode der Wiederaufbau der Nase aus körperlichen Geweben (Entnahme vom Arm) vor sich gegangen. Auch ist bereits eine Knochenüberpflanzung in den Nasenrücken vorgenommen. (Nachkriegsarbeit der Westdeutschen Kieferklinik.)

In 48 Fällen wurde die chirurgische Deckung durch Kriegsverletzung entstandener Defekte des harten und weichen Gaumens durchgeführt.

Chirurgische Deckung traumatischer Gaumendefekte.

Große Aufgaben findet die Westdeutsche Kieferklinik in der Anfertigung der Zahn- und Kieferprothesen für kieferverletzte Kriegsbeschädigte, deren Behandlung durch die prothetische Versorgung ihres Mundes in funktioneller Beziehung ihren Abschluß erhält. Bei einer sehr erheblichen Zahl der abheilenden und abgeheilten Kieferverletzungen liegen sehr schwierige Verhältnisse für den Ersatz der in Verlust geratenen Teile des Kiefers und seiner Zähne vor. Die Schwierigkeiten sind bedingt durch die ungünstige Gestaltung der Basis, auf der die Prothese ruhen soll; häufig fehlt eine solche Basis gänzlich, oft ist dieselbe zum Tragen einer Prothese völlig ungeeignet. Sehr häufig fehlen auch geeignete Angriffspunkte für die Befestigung einer Prothese. Durch narbige Verwachsungen, die die Wangenschleimhaut und den Zungengrund oft auf breite Strecken unmittel-

Prothetische Aufgaben der Klinik.

Kiefer- und Zahnprothesen.

bar an die Schleimhaut des zahntragenden Alveolarfortsatzes anheften und die Umschlagfalte völlig verschwinden machen, sind die Raum- und Formverhältnisse der Mundhöhle wesentlich verändert; dazu kommt oft die Einschränkung der Öffnungsmöglichkeit des Mundes, um die prothetischen Maßnahmen aufs äußerste zu erschweren. Außerdem verändern sich in sehr vielen Fällen fortgesetzt die Kiefer- und Mundverhältnisse und damit die Grundlagen für die Prothese.

Diese Veränderungen sind bedingt durch die Rückbildung der Weichteile, durch An- und Abbau des Knochens sowie durch nachträgliche Zahnverluste. Man kann den Patienten um der zu erwarten-

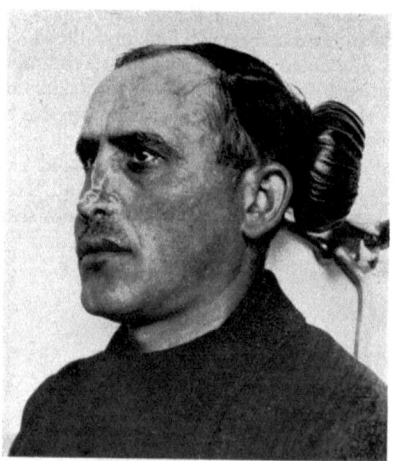

Abb. 5. Durch Schußverletzung verstümmelte Nase. (Westdeutsche Kieferklinik.)

den Veränderungen willen nicht ohne Prothese lassen, denn die Verdauung und das Sprechvermögen würden zu sehr leiden. Es muß daher bei außerordentlich vielen geheilten Kieferverletzten eine dauernde Überwachung und Nachhilfe sowie eine häufige Neukonstruktion, Ergänzung und Abänderung der Prothese erfolgen. Damit dies in möglichst vollkommener Weise geschieht und um den Patienten zu ersparen, sich mit mangelhaften Prothesen behelfen zu müssen, ist es notwendig, daß die Herstellung und Überwachung der Prothesen für Kriegsbeschädigte mit abgeheilten Verletzungen durch für diese Arbeit spezialistisch geschulte Zahnärzte vorgenommen wird. Den Versorgungsämtern werden dadurch viele Schwierigkeiten und Umwege, dem Staate große Kosten erspart.

Die prothetische Versorgung der Kriegsbeschädigten geschieht in der Westdeutschen Kieferklinik in einer eigens dazu eingerichteten prothetischen Abteilung, in der ein besonders geschultes und eingearbeitetes zahnärztliches und zahntechnisches Personal für die zahnprothetischen Arbeiten zur Verfügung steht.

Gesichts-prothesen und -epithesen. Hier sind noch die Gesichtsprothesen und -epithesen zu nennen, die in der Westdeutschen Kieferklinik hergestellt werden. Gesichtsprothesen aus Gelatine finden dann Anwendung, wenn die chirurgische Wiederherstellung der Gesichtsform nicht versucht wird oder nicht zu einem voll befriedigenden Resultat führt, wie dies infolge schlechter Eignung oder ungenügender Ernährung des verpflanzten Materials nicht selten der Fall ist. Die Gelatineprothese ist von sehr natürlichem Aussehen, der Patient ist imstande, dieselbe nach Bedarf selbst zu erneuern und erhält von der Anstalt die hierzu erforderliche Form und die Materialien.

Für die Modellierung und Kolorierung dieser Prothesen, insbesondere auch der aus Gelatine geformten Gesichtsteile, findet die Anstalt immer wieder die freundliche Hilfe Düsseldorfer Künstler. Besonderen Dank schuldet sie in dieser Beziehung dem Maler Plückebaum und dem Bildhauer Lindner.

Begutachtung. Eine erhebliche Bedeutung hat die Westdeutsche Kieferklinik auch für die Begutachtung der Folgezustände der Kriegsverletzungen des Kiefers und des Gesichtes gewonnen. In zahlreichen Fällen werden seitens der Kriegsbeschädigten Ansprüche auf weitere Behandlung, auf Anfertigung von Prothesen und auf Entschädigungen für geminderte Erwerbsfähigkeit abgeleitet, deren Prüfung eine genaue Untersuchung und Begutachtung erfordert. Aus der Vielseitigkeit der Verletzungen des Kiefer- und Gesichtsgebietes ergibt sich die Notwendigkeit, den verschiedenartigsten Verletzungsfolgen nachzugehen, ihre Wirkung auf die Allgemeingesundheit und Erwerbsfähigkeit sowie die Möglichkeit ihrer Beseitigung zu prüfen und dabei zu einer einheitlichen, den ganzen Folgenkomplex umfassenden Beurteilung zu gelangen. Diese Begutachtung erfolgt am einfachsten und sichersten in einer Spezialanstalt, in der die verschiedenen für die Kieferbehandlung eingesetzten Faktoren auch bei Untersuchung und Beurteilung des einzelnen Falles zusammenwirken. Die Westdeutsche Kieferklinik ist in dieser Hinsicht eine Vertrauensstelle für Versorgungsämter, Landesversicherungsanstalten, Krankenkassen usw. und wurde in den letzten beiden Jahren in etwa 300 Fällen als Gutachterin bzw. Obergutachterin in Anspruch genommen.

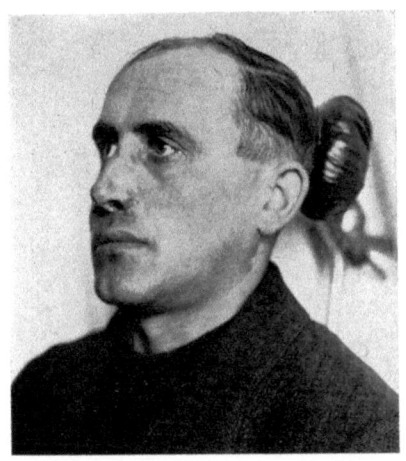

Abb. 6. Ergänzung der in Abb. 5 wiedergegebenen Nase durch eine Gelatineprothese. (Westd. Kieferklinik.)

❖

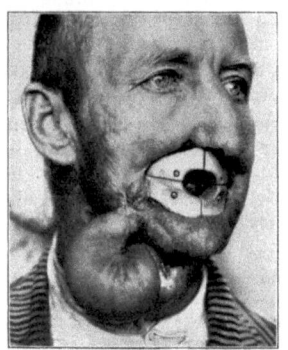

Abb. 7. Die Lippen und ihre Umgebung sind in Handflächengröße völlig in Verlust geraten. Nach Abheilung der Wundränder ist eine zerlegbare Unterlage für den plastischen Wiederaufbau geschaffen, das erforderliche Gewebsmaterial der Brust entnommen und am Unterrande des Defektes zur Anheilung gebracht worden.

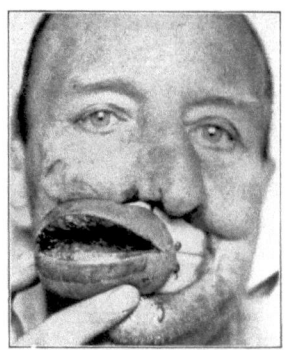

Abb. 8. Bildung der Mundspalte.

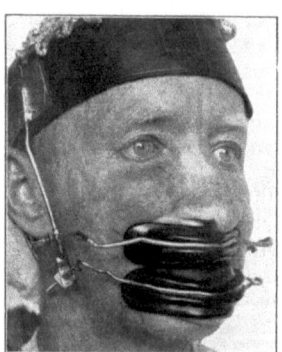

Abb. 9. Formung des in den Defekt angeheilten Ersatzgewebes durch gesichtsorthopädische Apparate.

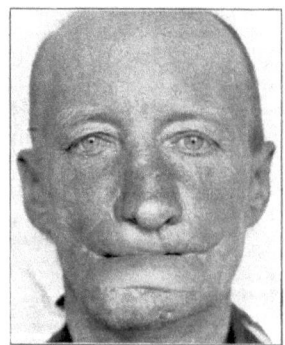

Abb. 10. Nach Beendigung der Behandlung. (Keine Funktionstörung.)

Beispiel einer Gesichtsplastik unter Verwendung körpereigener Gewebe. Beide Lippen und ihre Umgebung sind zerstört und werden durch chirurgische und gesichtsorthopädische Maßnahmen wiederhergestellt. (Nachkriegsarbeit der Westdeutschen Kieferklinik.)

B. CHIRURGISCHE UND ZAHNÄRZTLICHE BEHANDLUNG NICHT AUF KRIEGSBESCHÄDIGUNG ZURÜCKZUFÜHRENDER ERKRANKUNGEN UND VERLETZUNGEN DER KIEFER UND DES GESICHTES.

Wie wir schon weiter vorne anführten, bewirkten bereits während der Kriegszeit die an den Kriegsbeschädigungen erzielten Erfolge, daß sich zahlreiche bürgerliche Kieferkranke und Verletzte mit mannigfachen Leiden an unsere Anstalt wandten und dort Heilung suchten. Wir konnten damals dem dadurch entstehenden Bedürfnis nur entsprechen, indem wir in einem der Anstalt benachbarten Haus ein Stockwerk mieteten, als Privatklinik einrichteten und die Kranken dort aufnahmen. — Jetzt ist in der Westdeutschen Kieferklinik für alle Kranken aufs beste gesorgt.

Einen guten Teil der Kieferverletzungen stellen die Kieferfrakturen dar, die aus sehr mannigfachen Ursachen entstehen. Bei den in der Westdeutschen Kieferklinik seither behandelten Brüchen war die Verletzungsursache sehr verschieden: es kamen Betriebsunfälle in industriellen Werken, Sturz aus dem Wagen, mit dem Motorrad, Automobilunfälle und viele ähnliche Anlässe in Betracht. Manche Brüche waren durch Huf- oder Faustschlag, andere durch unvorsichtige Handhabung eines Gewehrs, Selbstmordversuch, Quetschung im Personenaufzug und andere Ursachen hervorgerufen.

Kieferfrakturen.

Der Charakter der Brüche war der Ursache und dem Verletzungsvorgang entsprechend sehr verschieden. Von den einfachen subkutanen Brüchen bis zu den vielfachen Splitterungen und komplizierten, mit starken Weichteilzerreißungen verbundenen Frakturen kamen alle Formen und Grade einer Zertrümmerung der Kiefer zur Behandlung.

Für die Behandlung der Kieferfrakturen waren die während des Krieges gemachten Erfahrungen und gewonnenen Hilfsmittel von großem Wert. Wenn genügend feste Zähne in den Fragmenten vorhanden waren, diente der Schienung der S c h r ö d e r sche Drahtverband in der als „Düsseldorfer Modell" bekannten Form, mit starken Gleitschienen oder Vorrichtungen zur völligen Inruhestellung des Kiefers versehen. Fehlten die Zähne oder boten dieselben nicht genügend Angriffsmöglichkeit, so wurde die Schienung durch Pelotten oder mittels des den Knochen direkt beanspruchenden Extensionsverfahrens vorgenommen. Eine Heilung wurde in allen Fällen erzielt. Zu bemerken ist zu der Frakturbehandlung der Kiefer, daß die Kieferbrüche leider vielfach zu s p ä t in die Spezialbehandlung kommen, und daß von chirurgischer Seite trotz der während des Krieges so überzeugend erwiesenen Notwendigkeit einer Zusammenarbeit zwischen Chirurg und Zahnarzt noch immer wieder ein einseitiges Vorgehen versucht wird. Wir sahen in einer ganzen Reihe von Fällen statt einer sachgemäßen Schienung der Kieferfragmente die längst als unzulänglich und schädlich erkannte Drahtnaht zur Fixierung der Bruchenden angewandt und beobachteten in diesen Fällen schwere Komplikationen, Nekrosen und Eiterungen. Wenn man bedenkt, daß infolge des hierdurch verschuldeten Verlustes an Knochensubstanz oft eine spontane Heilung unmöglich wird und ein Knochendefekt entsteht, der erst nach langer Behandlung durch eine Knochentransplantation geschlossen werden kann, wird man die Warnung, die wir an dieser Stelle laut werden lassen, als berechtigt anerkennen. Um

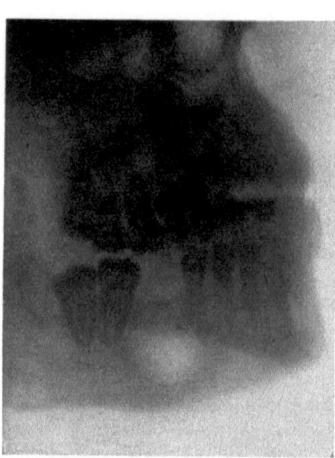

Abb. 11. Große Zyste im rechten horizontalen Aste des Unterkiefers einer 28 jährigen Frau. Der Knochen ist auf dem Boden der Zyste, wie aus dem Bilde ersichtlich ist, bis zu einer schmalen Leiste aufgesogen. (Westdeutsche Kieferklinik.)

den Patienten eine lange Leidenszeit und eine oft dauernd gesundheitliche Schädigung zu ersparen, sollte bei einfachen (subkutanen) Kieferfrakturen sofort die Hilfe eines mit der modernen Kieferschienung vertrauten Zahnarztes, bei komplizierten, mit Weichteilzerreißungen oder ausgedehnter Splitterung einhergehenden Brüchen die Hilfe eines kieferchirurgisch geschulten Arztes und eines kieferorthopädisch geschulten Zahnarztes gesucht oder die Behandlung in einer Kieferklinik vorgenommen werden, in der diese Behandlungsfaktoren zu gemeinsamer Arbeit verbunden sind.

Auch vom wirtschaftlichen Standpunkte aus ist dies den einzelnen Patienten wie den Kassen zu empfehlen, da die unsachgemäße Behandlung einer Kieferfraktur unfehlbar eine Verlängerung der Krankheitszeit und der Arbeitsunfähigkeit zur Folge hat.

Die Erkrankungen des Kieferknochens. Einen breiten Raum auf dem Arbeitsgebiet der Westdeutschen Kieferklinik nehmen die Erkrankungen des Kieferknochens ein. Der Erforschung der Erkrankungsursachen, der Beobachtung des Krankheitsverlaufes, der wissenschaftlichen Begründung der Therapie und wirksamen Durchführung ihrer Maßnahmen wird in der Anstalt die größte Aufmerksamkeit geschenkt. Es gibt weit mehr Erkrankungen des Kieferknochens, als man gemeinhin annimmt, und sehr vielen Kranken, die einer kieferspezialistischen Behandlung bedürften, wird eine solche nicht zuteil. Diese von uns schon während des Krieges gemachte Beobachtung wird durch die seitdem gewonnenen Erfahrungen und durch die Zahl der Patienten, die in unserer Anstalt für Kieferleiden aller Art Behandlung und Heilung suchten, vollauf bestätigt.

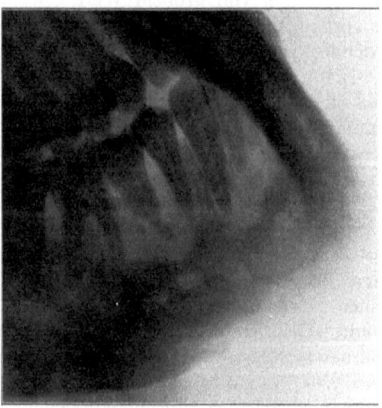

Abb. 12. Tiefgehende Zerstörung des Kieferknochens, die, von einer Erkrankung der Zahnfächer ausgehend, auf den Kieferkörper übergegriffen hat. (Westdeutsche Kieferklinik.)

Unter den Erkrankungen des Kieferknochens, die in der Westdeutschen Kieferklinik zur Behandlung kommen, sind an erster Stelle die akuten und chronischen Entzündungsprozesse dentalen und paradentalen Ursprungs zu nennen, die, von Zahnerkrankungen ausgegangen, sich, mehr oder weniger umgrenzt, in der Nachbarschaft der Zähne abspielen. Hierher gehören alle als Folgeerscheinung der Periodontitis in und am Kieferknochen auftretenden Ostitiden und Periostitiden, ebenso die von den Erkrankungen des Alveolarfaches ausgehenden Knocheneiterungen. Es gehören ferner hierher die in der Umgebung retinierter Zähne zu beobachtenden Veränderungen des Knochens entzündlichen und zystösen Charakters.

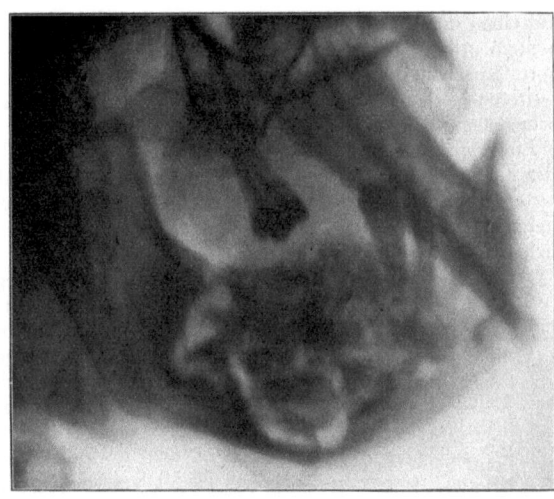

Abb. 13. Knochentuberkulose des rechten Unterkiefers, ausgedehnte Nekrose und Sequestrierung. (Westdeutsche Kieferklinik.)

Zu ihnen sind weiter die auf mißglückte Extraktionen und Extraktionsversuche zurückzuführenden Verletzungen mit mehr oder minder starker Entzündung in der Umgebung des Eingriffsortes zu rechnen.

Neben diesen ätiologisch klaren, pathologisch-anatomisch scharf umgrenzten Fällen stellen die Fälle dentalen Ursprungs, in denen ausgedehntere, n i c h t m e h r l o k a l b e g r e n z t e pathologische Veränderungen vorliegen, ein großes Kontingent der einer klinischen Behandlung bedürfenden Erkrankungen des Kieferknochens. Ursprünglich von Zahn- oder Alveolarerkrankungen ausgegangen, wurden sie in ihrer weiteren Entwicklung von dem primären Herde unabhängig; ferner zählen hierzu die nicht seltenen ätiologisch unklaren Fälle, in denen ein Zusammenhang zwischen der Erkrankung des Kieferknochens und einer vorausgegangenen Zahn- oder Alveolarerkrankung nicht nachweisbar ist, da der Zahnbefund und die Anamnese keinen Anhalt für einen solchen Zusammenhang gibt, in denen aber trotzdem aus der Lage des Hauptherdes

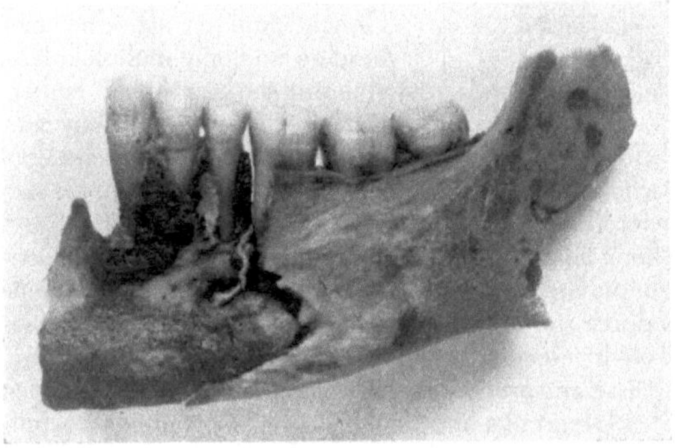

Abb. 14. Nekrose des Unterkieferknochens infolge vernachlässigter Fraktur. (Westdeutsche Kieferklinik.)

auf einen dentalen Ursprung des Krankheitsprozesses zu schließen ist. Der bei weitem größte Teil der Erkrankungen des Kieferknochens gehört seinem Ursprung nach zu diesen von einer Zahnerkrankung ausgegangenen Ostitiden, die im weiteren Verlauf einen nach Form und Stärke der Erscheinungen sehr verschiedenen Charakter annehmen können.

Eine zweite Gruppe bilden die ostitischen und osteomyelitischen Erkrankungen des Kieferknochens n i c h t ö r t l i c h e n Ursprungs. Als ursächlich für diese Osteomyelitiden des Unterkieferknochens ist eine Allgemeininfektion anzunehmen, die eine Erkrankung des gesamten lymphatischen Systems des menschlichen Organismus darstellt und in einzelnen betroffenen Knochen örtlich nicht streng begrenzte Veränderungen hervorruft. Es kamen ferner eine ganze Reihe spezifischer Erkrankungen des Kieferknochens, insbesondere von Knochentuberkulose zur Behandlung. Auch die durch Trauma verursachten Entzündungen des Kieferknochens waren nicht selten. Hier steht nicht mehr die Fraktur, sondern die von dieser ausgegangene Entzündung, Eiterung und Nekrose im Vordergrunde der Erscheinungen.

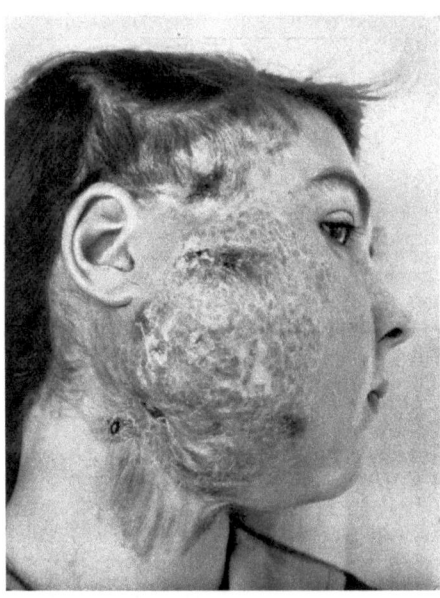

Abb. 15. Chronische Osteomyelitis des Unterkiefers dentalen Ursprungs. ⟨Westdeutsche Kieferklinik.⟩

Wir sahen die Ostitiden in sehr verschiedener Form auftreten, bald mehr zirkumskript, bald diffus, über einen großen Bezirk, oft über eine ganze Kieferhälfte und weiter verbreitet; wir sahen sie einen schleichenden oder mehr progredienten Verlauf nehmen. Nach pathologisch-anatomischen Gesichtspunkten ist eine einherdige und eine multolokuläre, eine mit starkem Abbau einhergehende und eine produktiv ossifizierende Form zu unterscheiden. Das äußere Krankheitsbild bei ausgedehnteren Erkrankungen des Kieferknochens weicht nicht wesentlich von dem Bilde ab, das sich bei den akuten leichteren Kiefererkrankungen dentalen und paradentalen Ursprungs zeigt. Nur bleibt die Schwellung länger bestehen und verliert bei chronischen Ostitiden den Charakter der entzündlichen Infiltration. Zuweilen tritt in der Wange eine Lymphstauung ein, die sich durch starke Schwellung der blassen und schlaffen Gewebe kennzeichnet. Bei der ossifizierenden Form der Ostitiden ist die Auftreibung, der produzierten Knochenmasse entsprechend, stark und konstant. Wie bei den akuten Erkrankungen dentalen Ursprungs finden sich häufig Wangen- und Kinnfisteln. Die Sonde gelangt, den Fistelgängen folgend, auf den kranken und nekrotischen Knochen. Nicht selten sind auch Narben von früheren Eingriffen vorhanden.

Bei den akuten Ostitiden ist das Allgemeinbefinden fast immer gestört, was sich durch erhebliche Temperatursteigerungen kundgibt, bei der Osteomyelitis des Kiefers, und zwar besonders bei derjenigen, die als akute infektiöse Osteomyelitis aufzufassen ist, treten häufig septische Allgemeinerscheinungen schwerer und schwerster Art auf. *Richtlinien für die Behandlung der Ostitiden u. Osteomyelitiden des Kiefers.*

Die Richtung für das chirurgisch-zahnärztliche Vorgehen bei den Erkrankungen des Kieferknochens ist durch ihre vier wichtigsten Aufgaben vorgezeichnet:
1. die Ausräumung der nicht erhaltbaren, die Heilung störenden Gewebe;
2. die orthopädische Behandlung;
3. die Wiederherstellung des natürlichen Zusammenhanges bzw. der Form des Kieferknochens in einer den ursprünglichen anatomischen Verhältnissen möglichst nahekommenden Weise;
4. die zahnprothetische Versorgung des Mundes.

Eine Ausräumung ist bei fast allen Erkrankungen des Kieferknochens erforderlich. Dieselbe hat naturgemäß einen sehr verschiedenen Umfang, je nachdem es sich, wie bei den zirkumskripten Prozessen dentalen Ursprungs, um die Beseitigung dentaler Herde oder um die Resektion größerer Teile des Kieferknochens handelt.

Die orthopädische Behandlung dient der Stützung des durch den Verlust eines Gelenkteiles oder durch die Aufhebung des knöchernen Zusammenhanges in seinem Verlauf aus dem Gleichgewicht geratenen Kieferbogens bzw. seiner Fragmente und ihrer Fixierung in der für die Heilung erwünschten Stellung. — Die dritte Aufgabe, die Wiederherstellung der natürlichen Form und des Zusammenhanges ist hauptsächlich am Unterkiefer bei Kontinuitätstrennungen und großen Substanzverlusten zu erfüllen; die orthopädische Behandlung bereitet die Wiederherstellung vor, die nach ihrer Durchführung noch nötigen prothetischen Maßnahmen ergänzen sie.

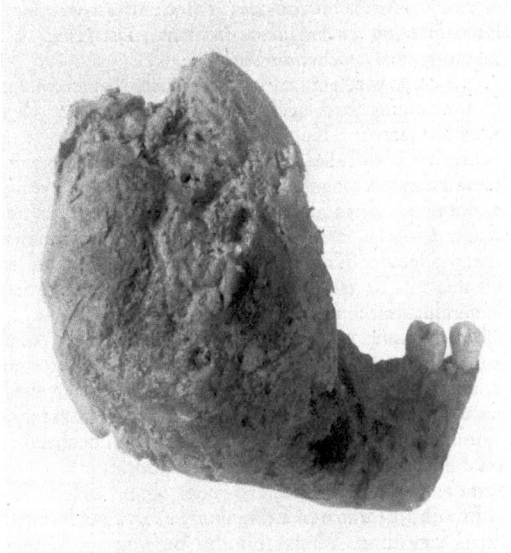

Abb. 16. Rechte, resezierte Unterkieferhälfte des in Bild 15 gezeigten Falles mit starker Knochenproduktion. (Westdeutsche Kieferklinik.)

Charakteristisch für die seither geübte Behandlung eines großen Teiles der Erkrankungen des Kieferknochens ist die Tatsache, daß 80% aller Fälle erst in fortgeschrittenem Stadium zu speziälärztlicher Behandlung kommen, nachdem oft durch eine Reihe unzulänglicher Eingriffe versucht ist, den Krankheitsherd zu beseitigen und den Prozeß zum Stillstand zu bringen. Da für Erscheinungen im *Das verspätete Einsetzen einer spezialistischen Behandlung der Kiefererkrankungen.*

Kiefergebiet meist mit Recht zunächst auf eine dentale oder paradentale Ursache geschlossen wird, wird in der Regel zuerst der Versuch gemacht, durch Extraktion eines oder mehrerer verdächtiger Zähne die Heilung herbeizuführen. Bei einem gewissen Prozentsatz der Fälle gelingt dies auch, in anderen Fällen jedoch, in denen der ursprünglich von einer Zahnerkrankung ausgegangene Krankheitsherd im Kiefer selbständig geworden, oder wo derselbe von vornherein von dentalen Ursachen unabhängig war, nimmt der Krankheitsprozeß seinen Fortgang, auch nachdem der als schuldig angesehene Zahn entfernt ist. Es wird nun von zahnärztlicher und ärztlicher Seite mit einer Auskratzung des Herdes versucht, wiederum bei einem beschränkten Prozentsatz der so behandelten Fälle mit Erfolg. Bei allen tiefer gehenden Erkrankungen jedoch, bei denen die Zerstörung oder Infektion des Knochens schon über die einer oberflächlichen Excochleation zugänglichen Schicht hinausging, bestehen auch nach der Auskratzung die Erscheinungen fort.

Nun erst wird, oft auch wieder nach längerem Zuwarten, eine spezialärztliche Untersuchung herbeigeführt, die dann in der Regel schon recht ausgedehnte Zerstörungen im Knochen festzustellen hat.

Um zu vermeiden, daß die kieferärztliche Versorgung der Patienten erst über diese Etappen hinaus einsetzt und erst zur Wirkung kommt, wenn Wesentliches verloren ist, ist es nicht dringend genug anzuraten, daß der Zahnarzt bei allen im Kiefergebiet auftretenden verdächtigen Symptomen an die Möglichkeit einer tiefer gehenden Kiefererkrankung denkt und eine spezialärztliche Untersuchung veranlaßt. Es ist dafür die innige Zusammenarbeit des Zahnarztes mit einem kieferchirurgisch geschulten Chirurgen vonnöten. Natürlich muß ebenso der Chirurg, wenn er nicht selbst ein sehr geübtes Auge für die Bewertung aller an den Zähnen selbst und in ihrer Umgebung auftretenden Erscheinungen hat, den Zahnarzt sofort zu Rate ziehen, um mit diesem die Frage zu prüfen, ob ein unmittelbarer Zusammenhang zwischen einer Erkrankung der periostalen Gewebe eines Zahnes und den im Kieferknochen zu beobachtenden Veränderungen besteht, ob deren Fortschreiten durch die Entfernung der vorhandenen Zähne oder Zahnreste ein Ende zu machen ist, oder ob ein tieferer Eingriff zu erfolgen hat.

Für die begrenzten Erkrankungen des Kieferknochens dentalen und paradentalen Ursprungs genügt oft die Beseitigung kleiner Ursachen, um die Heilung herbeizuführen. Haben sich die entzündlichen Vorgänge jedoch in der Umgebung des Zahnes auf Periost und Knochen ausgedehnt, so bedarf es einer ausgiebigen Ausräumung. Für die Behandlung dieser begrenzten Entzündungsprozesse dentalen und paradentalen Ursprungs wird unsere Klinik in reger Weise teils durch Überweisung seitens der Kollegen, teils unmittelbar von den Patienten in Anspruch genommen. Es wird in der Westdeutschen Kieferklinik darauf Gewicht gelegt, die Durchführung aller zahnärztlich-chirurgischen Aufgaben in der Hand der an der Klinik tätigen Zahnärzte zu lassen. Größere Eingriffe am Kieferknochen werden von dem Chirurgen der Klinik ausgeführt. Gemeinsame Besprechung und Beratung der Einzelfälle geht der Behandlung voraus und begleitet dieselbe. Leichtere Fälle werden ambulant behandelt, bei allen tieferen Eingriffen jedoch, bei denen der Patient durch den vorhergehenden Entzündungsprozeß geschwächt ist und erhöhte Temperatur zeigt, erfolgt — oft nur für wenige Tage — Aufnahme in die Klinik. Die Bettruhe, die Wundbehandlung unter Beobachtung des Allgemeinbefindens und der Temperatur sowie die ganz der Eigenart der Erkrankung angepaßte Ernährung und Pflege bringen dem Patienten in der Regel große Erleichterung und fördern die Heilung.

Daß die klinische Durchführung nicht nur der größeren kiefer- und gesichtschirurgischen Eingriffe, sondern auch vieler zahnärztlich-chirurgischer Maßnahmen Vorteile bietet, liegt auf der Hand. Man denke nur an die Behandlungsaufgaben, die durchgeführt werden müssen, während sich der Patient infolge der ausgestandenen Schmerzen und bestehenden Eiterung im Zustande größter Erschöpfung befindet, so an die Ausmeißelung impaktierter dritter Molaren, an die Ausräumung großer Zysten oder nekrotischer Knochenpartien im Alveolargebiet. In einer Kieferklinik stehen für alle diese Eingriffe und ihre Nachbehandlung neben anderen Vorkehrungen, die eine sachgemäße Spezialbehandlung unterstützen, vorzügliche Einrichtungen und ein geschultes Personal zur Verfügung. Auch ist es für die röntgenologischen Feststellungen, die diesen Eingriffen vorauszugehen haben, von großem Wert, daß im Röntgendienst einer Spezialklinik mit den mannigfachsten radiographischen Aufgaben völlig vertraute Hilfskräfte mitwirken. Vor allem spricht auch die größere Möglichkeit, dem Patienten während der Eingriffe Schmerzen fernzuhalten, für die klinische Behandlung. Der Zahnarzt steht in der Privatpraxis sehr oft vor Fällen, in denen sich die Leitungsanästhesie, auch die Mandibularanästhesie (wie z. B. häufig bei Reizzuständen in der Gegend der dritten Molaren), um der eitrig entzündlichen Infiltration der Gewebe willen verbietet und eine Allgemeinnarkose nicht angezeigt erscheint, weil sie dem Operierenden die Übersicht über das Mundgebiet beeinträchtigen würde. Hier kann nur von dem Entzündungsherde fernliegenden Stellen der Hauptnervenäste aus Empfindungslosigkeit und Blutleere im Operationsgebiet erzielt werden. Die Technik dieser zentral angelegten Anästhesie ist nicht allen Ärzten und Zahnärzten so geläufig, daß sie nicht vielen unter ihnen zu verantwortungsvoll und schwierig erschiene, während sie in einer Spezialklinik um der täglichen und mannigfachen Anwendung willen keine Schwierigkeiten bietet. Welchen Wert dies für die Kiefer- und Gesichtschirurgie hat, geht aus der Tatsache hervor, daß in der Westdeutschen Kieferklinik in den drei Jahren 1919/21 unter 2571 Eingriffen nur 258, also gerade 10%, der Allgemeinnarkose bedurften, alle anderen Operationen in lokaler bzw. Leitungsanästhesie ausgeführt werden konnten.

Die Möglichkeit, eine vollkommene Anästhesie im Operationsgebiet zu erzeugen, gewinnt naturgemäß an Bedeutung mit der Tiefe, dem Umfang und der Dauer des Eingriffes, ebenso die gleichfalls von der Novocain-Adrenalin-Wirkung abhängige Blutleere, die gerade bei tiefen Eingriffen im Bereiche des Kiefers und des Gesichtes um der Übersichtlichkeit des Arbeitsfeldes willen sehr wertvoll ist.

Die Resektion erheblicher Teile des Kieferknochens ist bei fortgeschrittenen Ostitiden und Osteomyelitiden, insbesondere bei solchen, die mit Nekrosen einhergehen, häufig erforderlich. Die Indikationsstellung für den Umfang der Resektion erfuhr in diesen Fällen stets eine sehr vorsichtige Erwägung. Im allgemeinen galten folgende Richtlinien: Bei allen Ostitiden nicht spezifischen Charakters ist bei aller Gründlichkeit der Ausräumung allen kranken Gewebes ebenso große Aufmerksamkeit der Erhaltung des gesunden zuzuwenden. Bei den spezifischen Erkrankungen des Kieferknochens hingegen ist die radikale Beseitigung allen kranken Gewebes — unter Umständen unter Opferung nicht unerheblicher gesunder Partien — erstes Gebot.

Bedeutung der klinischen Behandlung der Kiefererkrankungen.

Die Anästhesie.

Resektion von Teilen des Kieferknochens.

Richtlinien für die Ausräumung

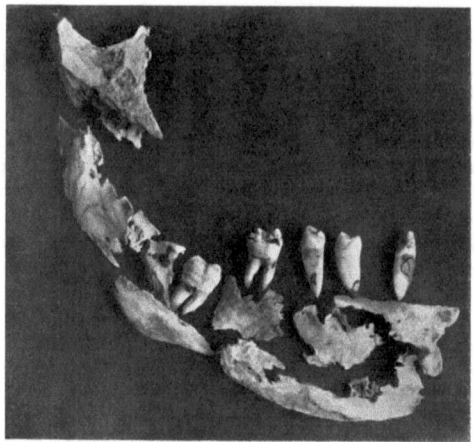

Abb. 17. Der nekrotische Knochen des ganzen rechten Unterkiefers eines elfjährigen Kindes, der wegen schwerer Osteomyelitis (subperiostal) ausgeräumt werden mußte. (Westdeutsche Kieferklinik.)

Bei den traumatischen Entzündungen des Kieferknochens führt eine möglichst konservierende Behandlung zu den besten Resultaten. Man kann hier weit mehr als bei den im geschlossenen Knochen auftretenden Entzündungen der Natur die Demarkierung und Ausstoßung des nicht erhaltbaren Knochenmaterials überlassen. Bei den auf die Einwirkung chemischer Agentien zurückzuführenden Erkrankungen des Kieferknochens steht die Nekrose so stark im Vordergrund des Krankheitsprozesses, daß sich die Grenzen für die Ausräumung des nicht erhaltbaren Knochenmaterials sehr deutlich auszuprägen pflegen. Besonders hervorzuheben ist, daß die Ausräumung so frühzeitig wie nur möglich zu geschehen hat, und daß bei ihr an die für die spontane Regeneration des Knochens bestehenden Möglichkeiten zu denken ist.

Spontane Regeneration des Knochens. Die Regenerationsfähigkeit und Neigung des Unterkieferknochens ist an sich bedeutend. Wir beobachteten oft, wie in der Knochenlücke vom kleinsten Periostfetzen die Neubildung von Knochenspangen und -inseln ausging, und fanden darin die Erklärung für die feste knöcherne Verheilung schwerster Zertrümmerungsbrüche des Kiefers. Wir beobachteten, wie sich an den Stümpfen beiderseits der Lücke, sofern Periost vorhanden war, reichlich neuer Knochen bildete, so daß die Knochenenden sich weit entgegenzuwachsen schienen. Die analoge Erscheinung zeigt sich in der spontanen Wiederherstellung des Knochens nach Resektionen, wenn diese unter Erhaltung des Periostes, also als subperiostale Ausschälung des Knochens vor sich ging. Es liegt auf der Hand, daß sich dieses Verfahren bei spezifischen und malignen Erkrankungen des Knochens verbietet, während es, bei den Ostitiden nichtspezifischen Ursprungs an-

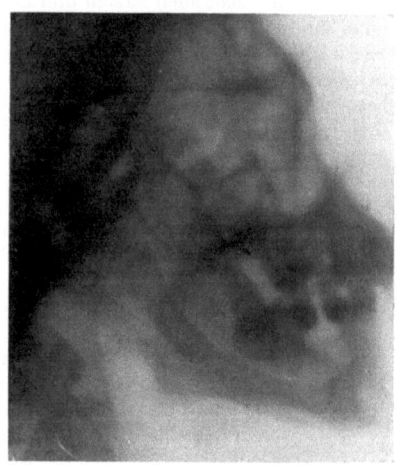

Abb. 18. Röntgenbild des rechten Unterkiefers desselben elfjährigen Patienten, die Abb. 17 zeigt. 12 Monate nach der Resektion. Es hat sich, wie das Röntgenbild zeigt, spontan eine breite, kräftige Knochenspange neu gebildet. (Westdeutsche Kieferklinik.)

gewandt, oft überraschende Resultate zeitigt. In der kräftigen Regenerationstendenz des Kieferknochens ist die beste Grundlage für die erfolgreiche Schließung seiner Defekte durch Knochenüberpflanzung gegeben.

Wie wir bereits bei Besprechung der an den Kriegsverletzungen des Unterkiefers durchzuführenden Nachbehandlungsaufgaben ausführten, trat die Kieferheilkunde auf völlig neuen Boden, als sie durch die autoplastische Knochenüberpflanzung ein zuverlässiges Mittel für die Schließung der Defekte des Unterkiefers gewann, das auch für die Deckung der durch Resektion geschaffenen Knochenlücken des Unterkiefers anwendbar ist. Vorher stand die Kieferchirurgie auf dem Standpunkt, daß der Resektion die chirurgische Prothese, d. h. die Einfügung eines künstlichen Kieferteiles in die durch die Resektion geschaffene Lücke zu folgen habe. Dieser zumeist schon vor der Resektion angefertigte und unmittelbar n ch derselben eingefügte Ersatz, die sogenannte Immediatprothese, suchte im Lager der resezierten Kieferpartie einerseits, anderseits an den Zähnen des erhalten gebliebenen Kieferteiles oder an diesem selbst ihren Halt. Die Immediatprothese hat lange gute Dienste geleistet und wird für die künstliche Deckung der Resektionsdefekte des Oberkiefers, deren Schließung durch natürliche Gewebe unmöglich ist, weiter wertvoll sein; ihrem Wesen nach aber ist die Immediatprothese ein Fremdkörper und ein Behelf geblieben.

Schließung der Knochenlücken durch autoplastische Knochenüberpflanzung.

Der Umschwung, der durch die Einführung der Knochentransplantation in die Kieferheilkunde eintrat, war daher ein vollkommener, gleichermaßen vom Standpunkte des Arztes wie von demjenigen des Patienten aus gesehen bedeutend, bei dem nunmehr das Gefühl, ein Krüppel zu sein, nicht mehr bestehen blieb, nachdem die für Funktion und Aussehen gleich günstige Wiederherstellung der Form und des Zusammenhanges seines Kiefers möglich geworden war.

Die Schließung von Resektionslücken im Unterkiefer ist, wie aus der Statistik ersichtlich ist, in der Westdeutschen Kieferklinik in vielen Fällen erfolgreich durchgeführt worden.

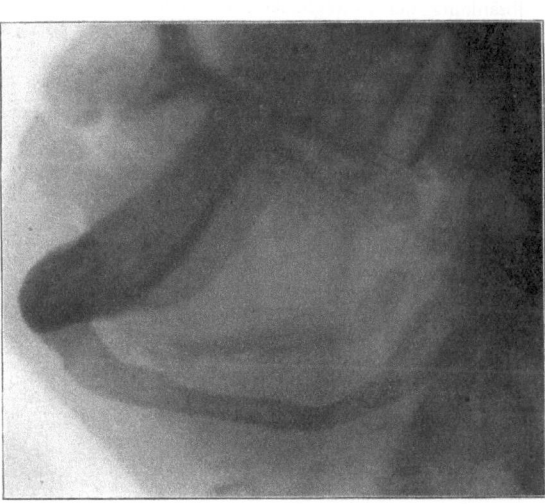

Abb. 19. Autoplastischer Ersatz aus dem Beckenkamm einer wegen Knochenmarkentzündung resezierten Unterkieferhälfte. (Westdeutsche Kieferklinik.)

Bösartige Geschwülste im Mund- u. Kieferbereich (Krebs- und krebsartige Neubildungen).

Unter den Fällen, in denen eine umfangreiche Resektion vorgenommen werden mußte, befanden sich vor allem auch diejenigen, bei denen es sich um die Beseitigung **maligner Tumoren** handelte, die in und am Kieferknochen ihren Sitz hatten. Bösartige Geschwülste sind in Mund- u. Kieferbereich nicht selten, das Sarkom vom Periost oder Mark der Kiefer, insbesondere des Zahnfortsatzes, das Carcinom von der Schleimhaut des Mundes, der Zunge oder der Nebenhöhlen ausgehend. Es wurden bisher in der Westdeutschen Kieferklinik 21 Sarkome und 12 Carcinome operiert. Leider haben die krebsartigen Neubildungen im Munde ein bedauerliches Charakteristikum im Fehlen deutlicher Symptome während der Zeit der Entstehung und des anfänglichen Wachstums. Wird die Geschwulst nicht frühzeitig zufällig bemerkt, sondern erst in ihrem Charakter erkannt, wenn sie sich durch Druck auf die Nachbarschaft, durch Erschwerung der Nahrungsaufnahme oder Einschränkung der Beweglichkeit des Kiefers bemerkbar macht, so ist es in der Regel für einen erfolgreichen Eingriff zu spät. In einer Reihe von Fällen, in denen die Geschwulst bereits zu weit auf die Umgebung übergegriffen hatte, mußten wir daher von einer Operation absehen und uns auf die Bestrahlung beschränken; in anderen Fällen, in denen gleichfalls die Natur der Geschwulst nicht rechtzeitig erkannt war, kam es zu Rezidiven, während mehrere rechtzeitig radikal operierte Fälle ein erfreuliches Resultat ergaben.

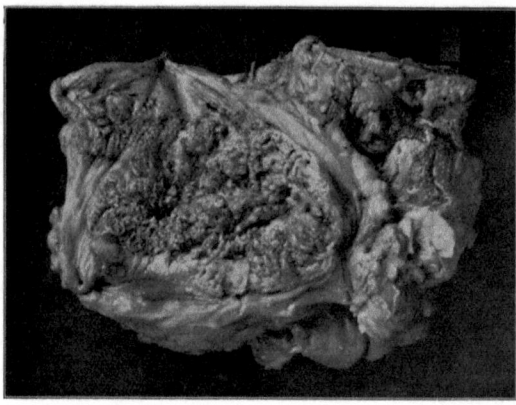

Abb. 20. Krebsgeschwulst im rechten Unterkiefer, von Schleimhaut ausgegangen. Durch Resektion 1916 beseitigt. (Westdeutsche Kieferklinik.)

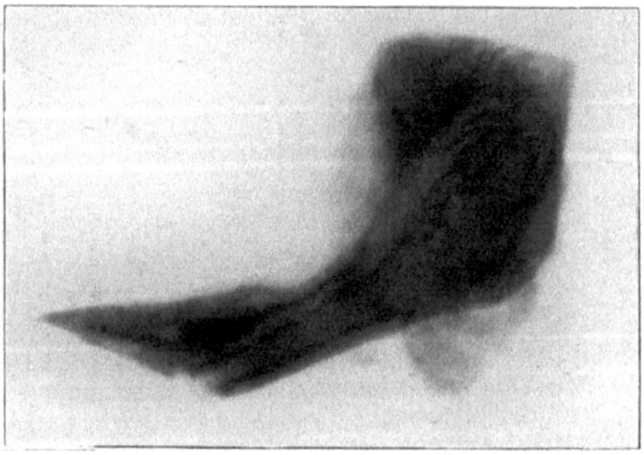

Abb. 21. Röntgenbild, das einen großen Substanzverlust im inneren Winkel des Unterkieferknochens zeigt, der durch Einwuchern der in Abb. 20 gezeigten Krebsgeschwulst entstand. (Westd. Kieferklinik.)

Hinsichtlich des Vorgehens ist darauf hinzuweisen, daß es bei malignen Geschwülsten, die ihren Sitz am Unterkieferkörper haben, in der Regel nötig ist, den Unterkieferknochen zu durchtrennen, um das Operationsgebiet übersichtlich zu gestalten. Die Durchtrennung, die für die erfolgreiche Ausräumung von größter Bedeutung ist, verlangt eine gute kieferorthopädische Vorbereitung.

Wir beobachteten in verschiedenen Fällen, daß der Chirurg zum Schaden für den Kranken in solchen Fällen auf die kieferorthopädische Mitwirkung des Zahnarztes verzichtete und statt dessen nach der Durchtrennung des Knochens die im Kiefergebiet längst als schädlich erkannte Drahtnaht angewandt hatte. Die Folge war eine umfangreiche Nekrose des Knochens, die mit starker Eiterung einherging und eine äußerst schmerzhafte Entzündung und Lockerung der Zähne zur Folge hatte; der Zweck aber, die Fixierung der Fragmente, war nicht erreicht.

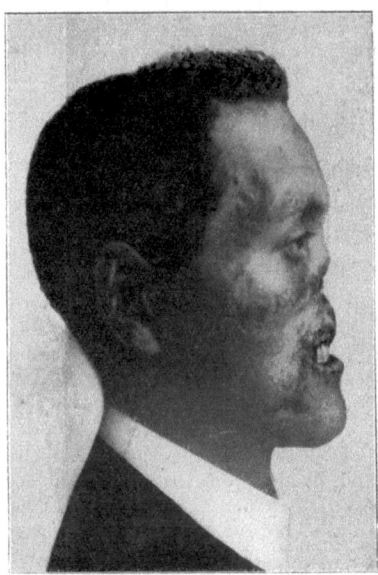

Abb. 22.
Durch Lupus zerstörte Nase und Oberlippe.
(Westdeutsche Kieferklinik.)

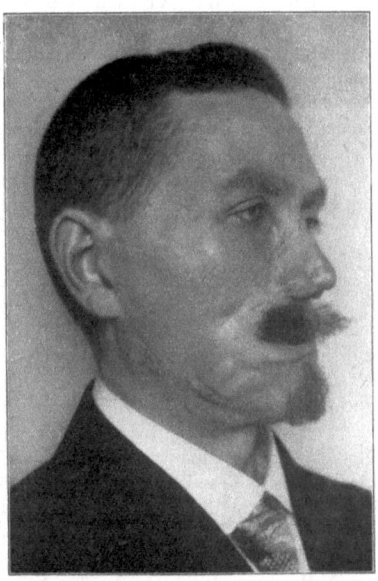

Abb. 23. Derselbe Patient, den Abb. 22 vor der Behandlung zeigte, nach dem chirurgisch-plastischem Wiederaufbau der fehlenden Gesichtspartien aus natürlichen Geweben, die dem Unterkinn, dem Arm und dem Beckenkamm entnommen wurden. (Westd. Kieferkl.)

Vor einem solchen einseitigen Vorgehen kann im Interesse des Patienten längst nicht genügend gewarnt werden.

Auch chirurgisch-plastische Arbeiten zur Wiederherstellung zerstörter Gesichtsteile waren in der Klinik in größerer Zahl auszuführen. Es handelte sich dabei um Fälle, in denen die entzündlichen Vorgänge, die sich ursprünglich an dem Kiefer- und Gesichtsknochen abspielten, auf die deckenden Weichteile übergegriffen und zur Einschmelzung und zur Schädigung derselben geführt hatten. In anderen Fällen mußten ausgedehnte Narbenbildungen ausgeschnitten und die entstehenden Lücken durch Übertragung benachbarter Hautpartien gedeckt werden. Oder es waren durch Verbrennung der Gesichtshaut entstandene Veränderungen zu beseitigen. Schließlich kam eine Reihe von Fällen zur

Wiederherstellung zerstörter Gesichtsteile.

Behandlung, in denen durch Lupus Zerstörungen der Gesichtsweichteile, so der Lippen und der Nasen — hier einschließlich des Stützgerüstes — verursacht waren. Eine vorsichtig vorgehende, von gesichtsorthopädischen Maßnahmen begleitete chirurgische Behandlung führte auch hier zumeist zu guten Resultaten.

Behandlung angeborener Lippen- und Gaumendefekte. Verhältnismäßig sehr häufig waren angeborene Oberlippenspalten, ebenso Spalten des harten und weichen Gaumens zu schließen. Die Erfahrung hat gelehrt, daß die S p a l t e n d e r O b e r l i p p e zweckmäßig i n d e n e r s t e n L e b e n s t a g e n, d i e G a u m e n s p a l t e n hingegen erst k u r z v o r A b s c h l u ß d e s z w e i t e n L e b e n s j a h r e s geschlossen werden. Für den ungestörten Ablauf der Heilung der letzteren hat sich das zweizeitige Verfahren und die Verwertung von Drahtentspannungsnähten zum Zweck der absoluten Entspannung der eigentlichen Schleimhautperiostnähte von größtem Werte erwiesen. In einigen Fällen kamen auch schräge Gesichts- und senkrechte Nasenspalten zur chirurgischen Behandlung.

Behandlung von Gesichtsneuralgien. Besondere Aufmerksamkeit wurde in der Klinik der Behandlung der Neuralgien des Kopfgebietes geschenkt. Dieselben treten entweder als sekundäre Erscheinung im Gefolge von Allgemeinleiden (Diabetes, Nephritis, Neurasthenie, Hysterie usw.) oder lokaler Veränderungen auf, oder sie zeigen sich in idiopathischer Form. Gelingt es im ersteren Falle nicht, die Neuralgie durch eine Bekämpfung des Allgemein- oder lokalen Leidens zu beseitigen, so ist — ebenso wie bei der primären Form — eine lokale Behandlung des Nerven selbst erforderlich. Die früher übliche interne (medikamentöse) Behandlung ist heute mehr in den Hintergrund getreten. Auch das radikale Verfahren einer Exzision oder Extraktion der Nerven und der operativen Entfernung des Ganglion Gasseri hat dem I n j e k t i o n s v e r f a h r e n weichen müssen, das unter der Erhaltung der Kontinuität des Nerven darauf hinausgeht, durch A l k o h o l i n j e k t i o n eine künstliche Degeneration desselben hervorzurufen und dadurch die Leitung zu unterbrechen. Es stellt dieses Alkoholinjektionsverfahren bei richtiger Anwendung in geeigneten Fällen eine sehr dankbare Aufgabe dar, die in der Westdeutschen Kieferklinik bisher in 43 Fällen erfüllt wurde. Es kamen ihrer Technik für die Auffindung der zu treffenden Stämme und Ganglien die Erfahrungen sehr zugute, die in der Klinik bei Ausarbeitung der Lokal- und Leitungsanästhesie gewonnen waren.

Behandlung von Nervenlähmungen im Gesichtsbereich. Zuweilen war ein chirurgisches E i n g r e i f e n angezeigt b e i m o t o r i s c h e n L ä h m u n g e n einer ganzen Gesichtshälfte infolge Facialisparalyse. Durch Herbeiholung und Verankerung von Teilen nicht gelähmter Muskeln gelang es in einigen Fällen, die gelähmte Partie wieder der Nervenleitung zu unterstellen.

Beseitiguug angeborener u. erworbener Deformitäten des Unterkiefers durch zahnärztliche und chirurgische Maßnahmen. Bedeutsam durch die Eröffnung völlig neuer Behandlungswege wurde die Zusammenarbeit des Chirurgen und des Zahnarztes und die während des Krieges von ihnen gewonnene Erfahrung für die B e s e i t i g u n g d e r D e f o r m i t ä t e n d e s U n t e r k i e f e r s, i n s b e s o n d e r e d e r s o g e n a n n t e n P r o g e n i e (M a k r o g n a t h i e) u n d d e r M i k r o g n a t h i e. Die Übergröße (Makrognathie) des Unterkiefers tritt am stärksten durch das Vorstehen des Kinnes hervor, doch ist die für sie übliche Bezeichnung „Progenie" keineswegs erschöpfend für das Bild, das diese Deformität bietet. Höchst selten nämlich zeigt sich nur ein Vorstehen des Kinnes und der Vorderzähne; fast immer handelt es sich um eine Überentwicklung des ganzen Unterkiefers, um eine Makrognathie.

Die Makrognathie entstellt das menschliche Antlitz und gibt ihm einen unharmonischen, oft geradezu abstoßenden Ausdruck, in funktioneller Hinsicht wirkt sie naturgemäß störend auf Sprache und Kauakt. Auf Wesen und Entstehung der Progenie (Makrognathie) näher einzugehen, verbietet sich an dieser Stelle. Wir verweisen dieserhalb auf andere von uns veröffentlichte Arbeiten[1]. Unserem Vorgehen zur Beseitigung der Progenie gaben die während des Krieges an den schweren Schußbrüchen gewonnenen Erfahrungen die Richtung. Wir verließen das bei

Beseitigung einer Progenie bei einem 20 jährigen jungen Manne.
⟨Westdeutsche Kieferklinik.⟩

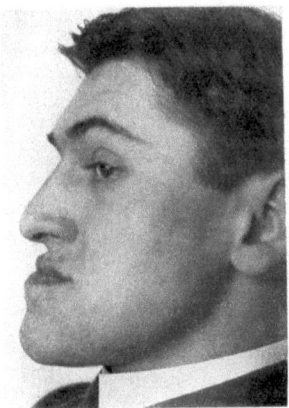 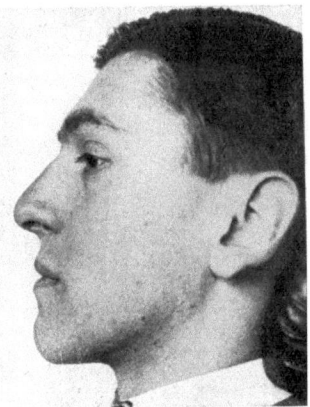

Abb. 24. Profilaufnahme vor der Behandlung bei fest geschlossenen Kiefern.   Abb. 25. Profilaufnahme nach der Behandlung bei fest geschlossenen Kiefern.

früheren Versuchen von der Chirurgie angewandte Verfahren der beiderseitigen Exzision eines Knochensegmentes und beschränkten uns in den meisten Fällen auf eine Durchtrennung des aufsteigenden Unterkieferastes mit nachfolgender Verschiebung des ganzen Kieferbogens nach hinten. Die Durchtrennung geschieht an einer Stelle, an der weder eine Verletzung der den Unterkiefer versorgenden Nerven und Gefäße, noch eine Eröffnung der Mundhöhle nötig ist. Der Verschiebung folgt die Fixierung des Unterkieferbogens in einer möglichst normalen Stellung zum Oberkiefer, und dieser Verschiebung wiederum hat eine ortho-

---

[1] Bruhn, „Über die Beseitigung der Progenie durch chirurgische und zahnärztlich=orthopädische Maßnahmen". Walkhoff=Festschrift der Deutschen Zahnheilkunde=Forschung und =Praxis 1920 ⟨Verlag Thieme, Leipzig⟩.

Bruhn, „Über chirurgische und zahnärztlich=orthopädische Maßnahmen zum Ausgleich der Makrognathie und Mikrognathie des Unterkiefers". Deutsche Monatsschrift für Zahnheilkunde 1921, Heft 13 ⟨Verlag Springer, Berlin⟩.

dontische Behandlung zur Erzielung einer normalen Okklusion der Zahnreihen zu folgen. Das Verfahren wurde in der Westdeutschen Kieferklinik in einer ganzen Reihe von Fällen und stets mit vollem Erfolge angewandt.

Das entgegengesetzte Bild, wie es die Progenie bietet, zeigt sich bei einer Prominenz des Oberkiefers. Diese kann den sonstigen Verhältnissen des Gesichtsschädels gegenüber eine wirkliche sein und bei normal entwickeltem Unterkiefer durch eine Übergröße (Makrognathie) des Oberkiefers oder durch eine Protrusion desselben bedingt sein. Sie kann aber auch nur scheinbar be-

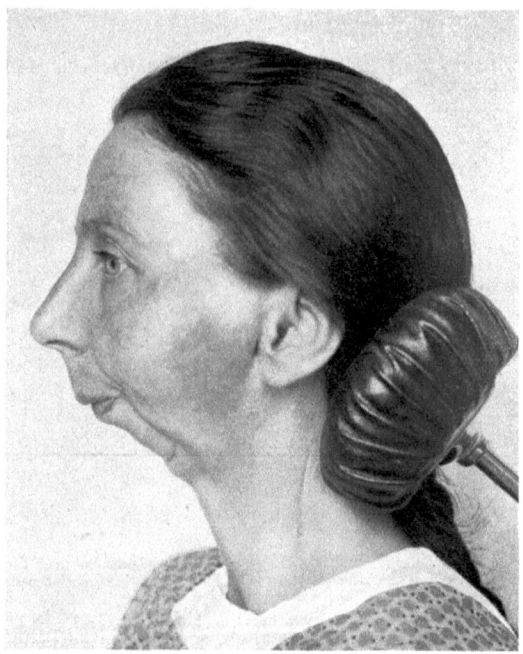

Abb. 26. Mikrognathie (Unterentwicklung) und völlige Ankylose (Bewegungslosigkeit) des Unterkiefers bei einer 30 jährigen Frau. (Westdeutsche Kieferklinik.)

stehen, wenn sie durch eine Unterentwicklung (Mikrognathie) des Unterkiefers bedingt ist. Wir kennen eine angeborene und eine während der Wachstumsperiode entstandene Mikrognathie des Unterkiefers. Für die letztere kommen in der überwiegenden Zahl der Fälle frühzeitige Störungen traumatischer oder entzündlicher Natur im Bereiche des Kiefergelenkes als Ursache in Betracht, durch die alsdann eine dauernde Beschränkung der Bewegungsmöglichkeit des Kiefers (Kieferklemme) bedingt zu sein pflegt. Ist die Entwicklungsstörung des Unterkiefers nicht auf diese Ursache zurückzuführen, so sind es häufig Verletzungen der Ossifikationszentren oder Störungen der Entwicklung und des Durchbruchs der bleibenden Zähne, die die Wachstumshemmung verursachen.

Die Mikrognathie des Unterkiefers kann weder durch orthodontische Maßnahmen noch durch eine bloße Verschiebung nach chirurgischer Durchtrennung beseitigt werden. Sie kann nur durch eine Vergrößerung des Kiefers, und zwar durch eine Verlängerung der horizontalen Äste ihren Ausgleich finden. Vorher sind gleichzeitig bestehende Bewegungsstörungen zu beheben. Die Verlängerung

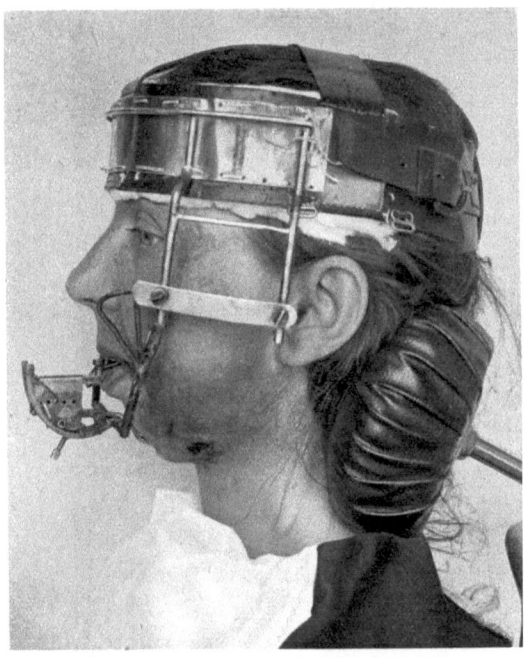

Abb. 27. Beseitigung der Mikrognathie bei der in Abb. 26 gezeigten Patientin durch Anwendung des Bruhn'schen Extensionsverfahrens und beiderseitige Knocheneinpflanzung in den horizontalen Kieferast.
(Westdeutsche Kieferklinik.)

der horizontalen Äste erreichten wir nach beiderseitiger Durchtrennung derselben durch eine Protraktion des dadurch aus dem Zusammenhang gelösten vorderen Kieferbogens und die dann folgende beiderseitige Einpflanzung eines aus dem Beckenkamm entnommenen Knochenstückes.

Das osteoplastische Verfahren baut sich auf die reichen Erfahrungen auf, die in der Westdeutschen Kieferklinik bei der Schließung der Defekte des Unterkiefers gesammelt waren (Lindemann), während die Protraktion durch ein neues von uns entwickeltes Extensionsverfahren (Bruhn) erfolgte. Hierdurch ist ein

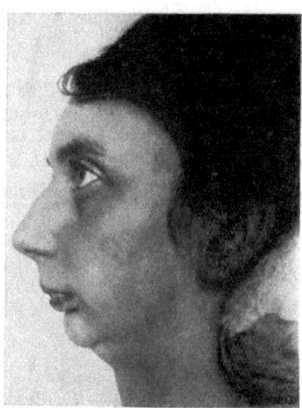

Abb. 28. Mikrognathie des Unterkiefers bei einem 24 jährigen jungen Mädchen. (Westdeutsche Kieferklinik.)

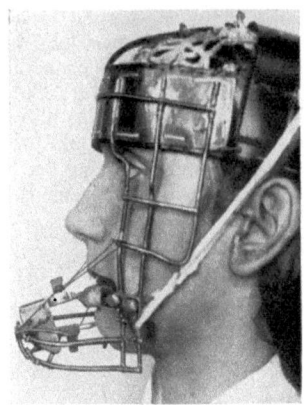

Abb. 29. Beseitigung der Mikrognathie bei der in Abb. 28 gezeigten Patientin durch das Bruhn'sche Extensionsverfahren. (Westdeutsche Kieferklinik.)

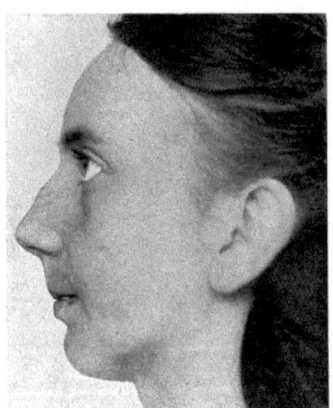

Abb. 30. Resultat der durch Abb. 28 und 29 veranschaulichten chirurgisch=orthopädischen Behandlung. (Westdeutsche Kieferklinik.)

völlig neuer Weg zur Beseitigung der höchst entstellenden und durch die Behinderung des Kauaktes die Allgemeingesundheit schädigenden Mißbildung gegeben. Das Verfahren wurde in der Westdeutschen Kieferklinik in sieben Fällen angewandt und führte stets zu einem guten Resultat.

C. DIE ZAHNÄRZTLICHE TÄTIGKEIT.

Die gesamte Arbeit, von der in dem Vorstehenden berichtet wurde, ist, wie wir immer wieder betonten, bis auf wenige Abschnitte eine gemeinsame, ineinandergreifende Arbeit des Chirurgen und des Zahnarztes. Wenn wir daher das Ziel ins Auge fassen, unsere Anstalt zu einem Vorbild für Einrichtungen gleicher Art auszubauen, um der Entwicklung der Kieferheilkunde zu dienen, so müssen wir der musterhaften Gestaltung eben dieser Zusammenarbeit die größte Aufmerksamkeit schenken. Jede der beiden beteiligten Disziplinen aber muß dabei die Möglichkeit einer vollen Entfaltung innerhalb ihres eigenen Gebietes haben. Es wurde dementsprechend darauf hingearbeitet, im Sinne des Gründungsgedankens der Anstalt, der Z a h n h e i l k u n d e eine Stätte für die Wirksamkeit aller ihrer Fächer zu schaffen. Daß dieses Bestreben unter den heutigen schwierigen wirtschaftlichen Verhältnissen nicht so schnell und vollkommen zum Ziele führen würde, wie es ursprünglich erhofft und vorgesehen war, ist erklärlich. Trotzdem ist es möglich gewesen, für drei der Hauptfächer der Zahnheilkunde, die zahnärztliche Chirurgie, die Orthopädie und Prothetik, Abteilungen einzurichten und in Betrieb zu nehmen. Die chirurgische und orthopädische Abteilung wurden räumlich und in der Leitung zusammengefaßt, der prothetischen Abteilung wurden die Einrichtungen für konservierende Behandlung beigegeben; die chirurgische und orthopädische Abteilung befinden sich im Haupthause, die prothetische Abteilung in dem gegenüberliegenden Z a h n ä r z t l i c h e n I n s t i t u t d e r W e s t d e u t s c h e n K i e f e r k l i n i k.

D e r z a h n ä r z t l i c h e n C h i r u r g i e bot sich während der ganzen Zeit der Wirksamkeit der Klinik Gelegenheit zu einer reichen Tätigkeit. Ihr Arbeitsfeld wird durch die jetzt eröffneten poliklinischen Sprechstunden noch eine wesentliche Erweiterung erfahren.

In der o r t h o p ä d i s c h e n A b t e i l u n g entwickelt sich neben der orthopädischen Frakturbehandlung und der chirurgisch-orthopädischen Behandlung der angeborenen und erworbenen Defekte der Kiefer mehr und mehr auch eine umfassende orthodontische Tätigkeit.

D i e p r o t h e t i s c h e A b t e i l u n g ist in der Hauptsache mit der Anfertigung der Prothesen für Kriegsverletzte stark be-

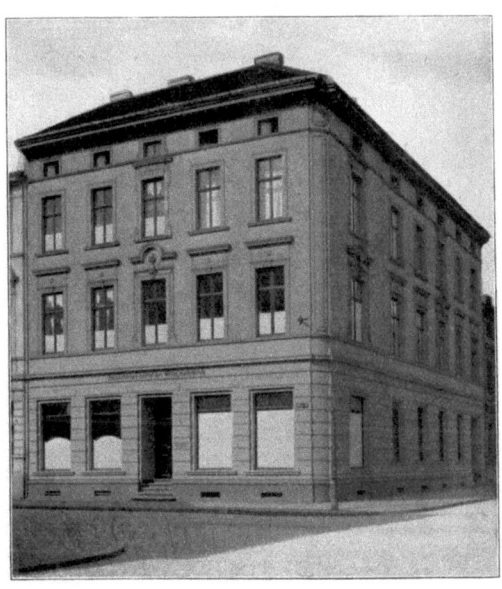

Zahnärztliches Institut der Westdeutschen Kieferklinik.

schäftigt. Daneben werden Zahn- und Kieferprothesen aller Art, insbesondere auch Obturatoren angefertigt.

Eine konservierende Abteilung ist, wie wir bereits erwähnten, in der Entstehung begriffen; ihre Wirksamkeit beschränkte sich bislang auf die vorbereitenden Arbeiten für die prothetische Versorgung unserer klinischen Patienten und die konservierende Behandlung ihrer Zähne. Mit der Aufnahme der poliklinischen Sprechstunden für Unbemittelte und Beschränktbemittelte hat auch die konservierende Tätigkeit der Klinik zugenommen.

D. DIE OHREN-, NASEN-, HALS-ABTEILUNG

ist, wie bereits in vorstehendem gesagt wurde, erst im Herbst 1921 eingerichtet worden. Sie verfügt in ihren Einrichtungen über alle modernen Hilfsmittel des Sonderfaches, so auch für die Bronchoskopie, z. B. für Fremdkörper-Entfernung aus Luft- und Speiseröhre und für die sogenannte Schwebe-Laryngoskopie zur direkten Untersuchung und Operation von Kehlkopf und Schlund. Die Abteilung entwickelt bereits eine umfassende Tätigkeit insbesondere in der chirurgischen Behandlung der Erkrankungen der Nebenhöhlen, des Ohres und des Halses.

FORSCHUNGS- UND LEHRTÄTIGKEIT.

Satzungsgemäß soll die Westdeutsche Kieferklinik mit allen Einrichtungen ausgestattet werden, die einer umfassenden wissenschaftlichen Arbeit auf dem gesamten Gebiete der Zahnheilkunde, der Kiefer- und Gesichtschirurgie und der Erforschung der wichtigen Fragen dieses Gebietes dienen. Diesem Grundsatz folgend, hat die Westdeutsche Kieferklinik ein eigenes wissenschaftliches Institut eingerichtet und in dem ermieteten, dem Anstaltsgebäude unmittelbar benachbarten Haus Sternstraße 33 untergebracht. Hier befindet sich eine reiche Fachbibliothek mit Lesezimmer, ein großes wissenschaftliches Laboratorium mit vorzüglichen Instrumentarien für Mikroskopie, Mikrophotographie und alle chemischen, histologischen und bakteriologischen Untersuchungen sowie eine mit ausgezeichneten Apparaten ausgestattete Röntgenabteilung.

Der Lehrtätigkeit dient ein Hörsaal mit 60 Sitzplätzen und modernen Einrichtungen für Makro- und Mikroprojektion sowie eine das Gebiet der Kiefer- und Gesichtschirurgie und -orthopädie umfassende Lehrmittel-

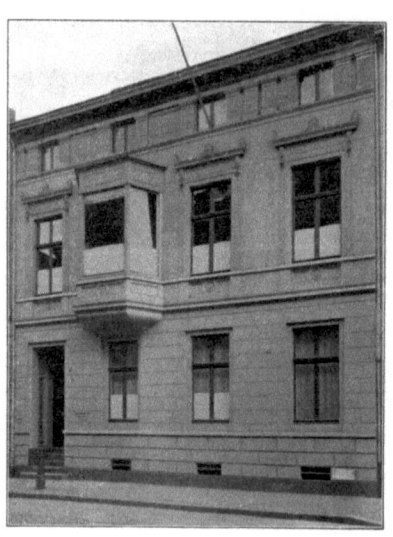

Wissenschaftliches Institut der Westdeutschen Kieferklinik.

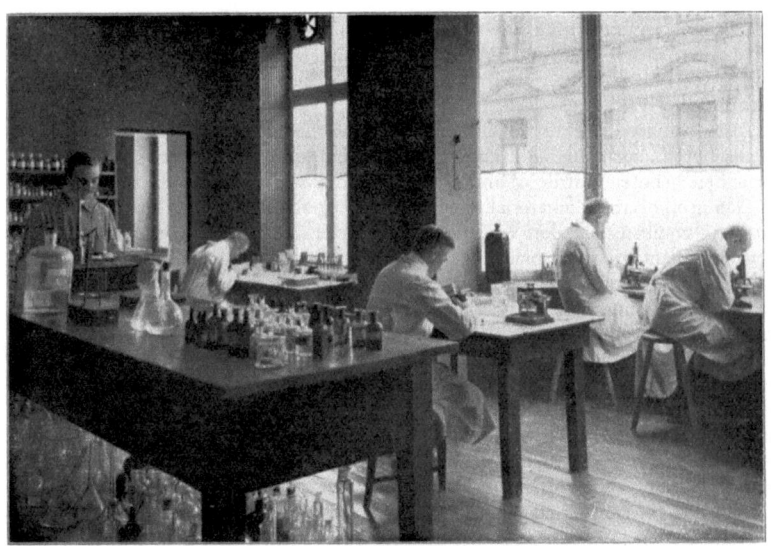
Laboratorium des wissenschaftlichen Institutes der Anstalt.

sammlung. Dieselbe besitzt einen großen Schatz an den Tausenden während der Kriegszeit im Düsseldorfer Lazarett für Kieferverletzte hergestellten Photo- und Röntgenogrammen, die ein lückenloses Bild von der Durchführung der chirurgischen, zahnärztlich-orthopädischen und prothetischen Aufgaben an den Kiefer- und Gesichtsverletzungen geben. Sie enthält ferner die während des Krieges entstandene, in ihrer Art wohl einige Sammlung von Künstlerhand gefertigter Zeichnungen und Wachsnachbildungen der Kiefer- und Gesichtsverletzungen in ihren verschiedenen Behandlungsstadien (Otto Sohn-Rethel, Laufs, Lindner, Ilse Scheffer). Schließlich enthält die Sammlung eine große Kollektion von Modellen und Modellapparaten, die das ganze Gebiet der zahnärztlich-orthopädischen Frakturbehandlung und Gesichtsorthopädie veranschaulicht, zahlreiche normal-anatomische Präparate (Wachsmodelle) und pathologisch-anatomische Originalpräparate.

Die seitherige wissenschaftliche Tätigkeit in den Laboratorien der Klinik, die neben den täglich erforderlichen Gewebs-, Harn- und Blutuntersuchungen einherging, richtete sich auf die Erforschung entwicklungsgeschichtlicher Fragen, insbesondere auf die Entstehung der Kieferanomalien und auf die Erforschung der Regenerationsvorgänge bei der spontanen und autoplastischen Schließung der Knochenlücken. Eine Reihe wissenschaftlicher Arbeiten ging aus dem Institut hervor, weitere Arbeiten sind in Vorbereitung. (Siehe die auf Seite 50 gegebene Liste der Veröffentlichungen aus dem Düsseldorfer Lazarett für Kieferverletzte und der Westdeutschen Kieferklinik.)

Die Lehrtätigkeit beschränkte sich bislang auf die vom Leiter der Anstalt in seiner Eigenschaft als Dozent an der Düsseldorfer Akademie für praktische Medizin abgehaltenen Vorlesungen und Kurse für Medizinstudierende in klinischen Semestern. Daneben wurde während des Wintersemesters 1920/21 allwöchentlich ein Vortrag für Ärzte und Zahnärzte gehalten. Für das Wintersemester 1921/22 sind weitere Vorträge vorgesehen. (Die Liste dieser Vorträge siehe Seite 49.)

Auch für Studierende der Zahnheilkunde wurden die Einrichtungen der Westdeutschen Kieferklinik dadurch nutzbar gemacht, daß zahlreichen Kandidaten Gelegenheit geboten wurde, während der Ferienmonate in der Klinik zu hospitieren.

Das große Krankenmaterial, das sich in den poliklinischen Sprechstunden und in den Krankensälen der Westdeutschen Kieferklinik zusammenfindet und hier teils ambulant, teils stationär behandelt wird, bietet naturgemäß um der Mannigfaltigkeit der Erkrankungen, Verletzungen und Anomalien willen, die hier zu untersuchen und während des Krankheits- und Behandlungsverlaufes zu beobachten sind, einen ausgezeichneten Lehrstoff. Eine volle Auswertung dieses selten reichen Materials für die Heranbildung des zahnärztlichen Nachwuchses wird mehr und mehr möglich werden. Freilich würde es erheblicher Mittel bedürfen, um die für den Unterricht in der konservierenden Zahnheilkunde und Prothetik erforderlichen großen Säle, Einrichtungen und Nebenräume zu gewinnen. Da die Westdeutsche Kieferklinik ihre wissenschaftlichen und Lehrzwecke bislang ohne öffentliche Beihilfen verfolgt, muß sie den akademischen Unterricht einstweilen noch sehr einschränken.

SCHLUSSWORT.

Wer das Bild, das wir in vorstehendem Bericht von dem Wesen und Wirken der Westdeutschen Kieferklinik zu geben versuchten, wirklich erfassen will, muß dasselbe in dem Rahmen der Zeit betrachten, in der sich ihr Werden und Wirken vollzog. Die schweren Jahre, die seit dem Herbst 1918 hingingen, waren die Entwicklungsjahre unserer Anstalt. Der Weg, den wir gehen mußten, war mühevoll, und es lag mancher Schatten auf ihm. Wenn wir trotzdem an einigem Erfolge eine bescheidene Freude haben durften, so danken wir dies dem eigenen Glauben an den Wert unseres Werkes und mancher Hilfe, die uns innerhalb unserer Anstalt und von außen zuteil wurde. Es ist nicht nur die unentbehrliche wirtschaftliche Unterstützung, die uns wertvoll war und sein wird.

Um für die Zukunft die Kraft zu haben, unsere mühsame Arbeit weiter
zu tun, müssen wir uns getragen wissen von dem Interesse
der Allgemeinheit und derjenigen Kreise, mit denen
wir durch unseren Beruf verbunden sind.
Um dieses Interesse
bitten wir.

STATISTIKEN
UND
ÜBERSICHTEN

I. STATISTISCHER ÜBERBLICK
ÜBER DAS DER WESTDEUTSCHEN KIEFERKLINIK ZUGEGANGENE KRANKENMATERIAL.

In der Westdeutschen Kieferklinik wurden beobachtet:	1919	1920	1921
Nicht spezifische entzündliche Vorgänge an den Weichteilen des Gesichtes (Phlegmone, Abszedierung), hervorgerufen durch Infektion, Fremdkörper, Zahn-, Knochen-, Geschoßsplitter	144	156	139
Spezifische (tuberkulöse bzw. gummöse Veränderungen) der Weichteile	3	4	3
Gewebesubstanzverluste an den Augenlidern, den Lippen, Kinn, Wange oder Nase	220	280	207
Hierunter angeborene Defekte der Oberlippe (Hasenscharten)	15	14	17
der Nase (mittlere Gesichtsspalte)	1	1	—
Durch Tuberkulose entstandene Defekte	2	3	4
(Die übrigen Substanzverluste waren durchweg durch Verletzungen bzw. deren Folgen entstanden.)			
Entzündliche Vorgänge an den Knochen des Gesichtsschädels	54	64	63
Hierunter am Unterkiefer	43	30	37
Als Folge akuter oder chronischer Entzündung der Knochensubstanz bzw. des Markes (Ostitis, Osteomyelitis), einer Nebenhöhleneiterung oder einer Entzündung der Oberkieferknochensubstanz bzw. der Jochbögen	22	18	23
Spezifisch tuberkulöse Entzündungen des Unterkiefers (Caries)	5	8	8
Anomalien und Erkrankungen der Zähne und des Zahnfortsatzes	—	—	1848
Darunter Entzündungen der Knochenhaut und des Knochenmarkes dentalen Ursprungs	—	—	286
Teilweise Nekrosen des Kieferknochens	—	—	24
Entzündungserscheinungen an den Weichteilen mit Fistelbildung in der Wangen- und Kinngegend	—	—	13
Entzündliche Erscheinungen beim Durchbruche des Weisheitszahnes des Unterkiefers	—	—	36
Erkrankungen des Zahnfaches (Alveolarpyorrhoe) und vorzeitige Atrophie des Alveolarfortsatzes	—	—	45
Entzündliche Erscheinungen am Zahnfleisch und der Mundschleimhaut (Gingivitis und Stomatitis)	—	—	68
Angina Plaut Vincenti	—	—	1
Odontogene Tumoren (vom Zahnsystem ausgehende Geschwülste)	—	—	33

	1919	1920	1921
Hierunter follikuläre Zysten	—	—	8
radikuläre oder Wurzelzysten	—	—	24
Odontome	—	—	1
Bösartige Geschwülste:			
Sarkome des Oberkiefers	4	—	4
Sarkome des Unterkiefers	—	2	10
Carcinome des Oberkiefers	4	—	—
Carcinome des Unterkiefers	2	—	—
Carcinome der Zunge	—	2	—
Carcinome der Mundschleimhaut	—	—	3
Carcinome der Unterlippe	—	—	1
(auf dem Boden eines Lupus entstanden)			
Sarkom des Halses, aus Kiemengangresten hervorgegangen	—	—	1
Im Anschluß an eine Verletzung bzw. Entzündung des Unterkiefers hatte sich ein falsches Gelenk (Pseudarthrose) oder eine größere Lücke entwickelt, derentwegen eine Knochenübertragung gemacht werden mußte	92	91	52
Bindegewebige Verödung oder Verknöcherung des Kiefergelenkes (Ankylosis)	3	12	11
Verknöcherung beider Kiefergelenke	1	2	—
Kontinuitätstrennungen (Frakturen) der Kiefer	180	143	151
darunter des Oberkiefers	54	29	32
des Unterkiefers	126	114	119
Frakturen der Nase	42	31	23
(Mit nur wenigen Ausnahmen waren alle komplizierter Natur.)			
Angeborene bzw. im Laufe der Entwicklung entstandene Anomalien der Form und des Wachstums des Oberkiefers bzw. Unterkiefers (Mikrognathie, Prognathie, Progenie)	9	5	15
Gaumendefekte	40	19	35
Hierunter angeborene durchgreifende Defekte des weichen und harten Gaumens oder beider (Gaumenspalten); in den übrigen Fällen war der Defekt die Folge einer Verletzung.			
Verbiegungen, Verbreiterungen oder sonstige Stellungsanomalien der Nase	7	5	14
Hierunter infolge angeborener Schäden (Oberlippenspalte)	5	3	11
Durch Verletzung entstanden	2	2	3
Gesichtsneuralgie	5	13	25

II. BEHANDLUNGSSTATISTIK.
A. CHIRURGISCHE BEHANDLUNG.

1. Operationen.	1919	1920	1921
Die Gesamtzahl der chirurgischen Eingriffe betrug	1020	998	750*
(*Kleine chirurgische Eingriffe, wie Lösungen von Gewebebrücken, teilweise Anfrischung gestielter Partien usw., wurden ab 1. Juli 1921 nicht mehr im Operationsbuche vermerkt, sondern den täglichen Verbänden usw. zugerechnet.)			
Zur Beseitigung krankhafter Vorgänge an den Weichteilen des Gesichtes und zur Vorbereitung eigentlich chirurgisch-plastischer Behandlungen wurde eingegriffen .	145	156	135 mal
(Es handelte sich zumeist um die Eröffnung und Beseitigung von Entzündungsherden und Entfernung von heilungstörenden Fremdkörpern.)			
Eigentliche chirurgisch-plastische Eingriffe zur Wiederherstellung verlorengegangener Weichteilpartien des Gesichtes wurden vorgenommen	609	605	433 „
Vornehmlich betrafen die Substanzverluste die Umgebung des Auges, die Nase sowie die Mundspalte und deren Umgebung. Das Ersatzgewebe wurde zumeist in gestielter Form aus der näheren, seltener aus der ferneren Umgebung (Hals- und Brusthaut) entnommen.			
Die Ausfüllung tieferer Gewebsverluste im Wangen- sowie im Augenlidbereiche wurde durch frei übertragene Gewebe in Form der Autoplastik vorgenommen	32	26	16 „
Zwecks Beseitigung oder Verhütung einer Blutung mußte die äußere Halsschlagader (Arteria carotis externa) unterbunden werden	10	6	7 „
Zum Stillen der Blutung genügte ein örtliches Eingreifen in der Wunde selbst	5	8	6 „
Zur Behebung einer Augenmuskellähmung wurde eine Muskelübertragung aus benachbartem Muskelgebiete vorgenommen	—	1	2 „
An den Knochen des Gesichtsschädels wurden chirurgische Eingriffe vorgenommen	320	272	145 „
Hierunter handelte es sich um die Entfernung von Fremdkörpern, Drahtnähten, Zahntrümmern sowie nach einer Verletzung abgestorbenen Knochenstücken	20	9	6 „
Wegen einer primären oder sekundären Entzündung der Knochensubstanz mußte eingegriffen werden (meist betraf dieselbe Ober- und Unterkiefer).	78	26	28 „
Eine bindegewebige Verhärtung oder Verknöcherung des Kiefergelenkes, die im Anschluß an eine Verletzung bzw. Entzündung entstanden war, verlangte ein chirurgisches			

	1919	1920	1921
Vorgehen, bestehend in Durchmeißelung und Ausfüllung der hierbei entstehenden Lücken mit breiter Bindesubstanzmasse	4	12	12 mal
Wegen maligner Tumoren wurde eine teilweise oder totale Resektion von Gesichts- (Kiefer-) Knochen vorgenommen	8	13	17 "
Zwecks Beseitigung von Entwicklungsstörungen der Kiefer (z. B. Mikrognathie, Progenie) mußte eingegriffen werden	11	4	5 "
Erworbene Verschiebungen (zumeist traumatischer Art) des Unterkiefers machten ein chirurgisches Eingreifen, bestehend in ein- oder mehrfacher Durchtrennung, erforderlich	70	66	30 "
Zur Deckung einer im Unterkieferbereiche entstandenen falschen Gelenkbildung (Pseudarthrose) sowie größerer Lücken wurde eine freie Knochenübertragung (Autoplastik) ausgeführt	96	89	52 "
Wegen einer fehlerhaften Stellung des Nasenrückens bzw. der Nasenflügel wurde vorgegangen	22	25	15 "
Diese Anomalie ließ sich auf eine angeborene Störung (Hasenscharte) zurückführen	14	10	14 "

2. Anästhesien.

	1919	1920	1921
a) Lokale Anästhesie (Chloräthylvereisung, Novokain-Suprarenininfiltration)	712	685	514
b) Leitungsanästhesie	100	110	90
c) Ganglionanästhesie	8	16	25
d) Allgemeine Narkose	92	98	78
e) Gemischte Form	22	13	18

B. ZAHNÄRZTLICHE BEHANDLUNG.

(Umfaßt nur den Zeitraum vom 1. Januar bis 31. Dezember 1921.)

1. Gesamtzahl der Eingriffe.

	1921
Die Gesamtzahl der zahnärztlichen Eingriffe betrug in der zahnärztlich-chirurgischen und orthopädischen Abteilung	4064
in der prothetischen und konservierenden Abteilung	4930
	8994

2. Anästhesie.

Lokalanästhesie (Chloräthylvereisung und Infiltrationsanästhesie)	586
Leitungsanästhesie	331
Allgemeine Narkose	28

3. Zahnärztlich-chirurgische Eingriffe.

Extraktion von Wurzelresten und krankhaften Zähnen	624
Ausmeißelung tief zerstörter Wurzelfragmente, frakturierter oder retinierter Zähne	87

	1921
Schleimhautaufklappung und Wurzelspitzenresektion	95
Zysten-Exstirpation und Eröffnung durch Exzision	33
Gewaltsame Gradrichtung schief stehender Zähne (Redressement forcé)	2
Abszeßeröffnung dentalen Ursprungs	31
Resektion des Zahnfortsatzes und partielle Resektion des Kieferkörpers wegen eitrig-entzündlicher Prozesse mit Nekrosenbildung	6
Stillung einer übermäßigen Blutung durch Tamponade oder Umstechung	11

4. Konservierende Behandlung.

Kauterisation der Zahnpulpa, antiseptische Wurzelbehandlung und Füllung	960
Zahnfüllung mit Amalgam	326
Zahnfüllung mit Zement	117
Zahnfüllung mit Silikatzement	61
Gußfüllung	5

5. Prothetische Behandlung.

Gewöhnungsprothesen und einfache Zahnprothesen	67
Kieferprothesen	155
Obturatoren zur Deckung angeborener Defekte	14
Künstliche Zahnkronen	312
Brückenarbeiten	22

6. Orthopädische Behandlung.

Draht- und Kappenverbände mit Gleitschienen zur Schienung von Frakturen der Kiefer und zur Richtigstellung verlagerter Fragmente	136
Kappenverbände mit schiefen Ebenen	129
Pelottenschienung zur Fixierung und Reponierung zahnloser verlagerter Stümpfe	50
Hakenextension verlagerter Fragmente nach Bruhn	10
Tamponhalter zur Festhaltung von Tampons nach plastischen Operationen am Gaumen	10
Immediatprothesen nach Kieferresektionen zur Verhinderung narbiger Kontraktionen	5
Silberkanüle zur Sondierung und Offenhaltung des Ausführungsganges der Ohrspeicheldrüse	1
Unterlagen für gesichtschirurgisch-plastische Operationen	17
Dehnapparate zur Beseitigung von narbigen Veränderungen in den Weichteilen	7
Pelottenapparate zur Wiederherstellung geschrumpfter Augenhöhlen	17
Nasenapparate zur Stützung und Formung auf chirurgisch-plastischem Wege aufgebauter Nasen	48
Prothetischer Ersatz in Verlust geratener Nasenteile durch Gelatinenasen	5
Orthodontische Maßnahmen zur Beseitigung von Kieferanomalien	9
von Stellungsanomalien einzelner Zähne	2

III. LEHRTÄTIGKEIT DER KLINIK.

Sommersemester 1921.

Vorträge für Ärzte und Zahnärzte:

Prof. Dr. Bruhn: Die Richtlinien für die chirurgisch-zahnärztlich-orthopädische Behandlung der Erkrankungen des Kieferknochens.

Dr. Lindemann: Klinik der Geschwülste im Munde und Kieferbereich.

Dr. Kukulies: Ausgewählte Kapitel aus dem Gebiet der zahnärztlichen Chirurgie: Die chirurgische [Ausräumung periapikaler Herde.

Prof. Dr. Bruhn: Über den Ausgleich angeborener und erworbener Deformitäten des Unterkiefers durch chirurgische und zahnärztlich-orthopädische Maßnahmen.

Dr. Kukulies: Ausgewählte Kapitel aus dem Gebiet der zahnärztlichen Chirurgie: Die follikuläre Zahnzyste und ihre Behandlung.

Dr. Lindemann: Die Ostitiden und Osteomyeliten des Unterkiefers.

Dr. Kukulies: Ausgewählte Kapitel aus dem Gebiet der zahnärztlichen Chirurgie: Über retinierte Zähne.

Dr. Lindemann: Die lokale und Leitungsanästhesie im Gebiete des Gesichtsschädels.

Prof. Dr. Bruhn: Ausgewählte Kapitel aus der täglichen Praxis.

Dr. Lindemann: Ausgewählte Kapitel aus der Gesichtschirurgie.

Prof. Dr. Bruhn: Über gesichtsorthopädische Maßnahmen.

Wintersemester 1921/22.

Prof. Dr. Bruhn: Die Kieferheilkunde als Sonderfach.

Dr. Lindemann: Klinik der bösartigen Geschwülste der Kiefer und ihrer Umgebung.

Dr. Hoelscher: Die Behinderung der Nasenatmung, ihre Bedeutung und ihre Behandlung.

Dr. Kukulies: Die Kieferdehnung und ihre Bedeutung für die Nasenatmung.

Dr. Kukulies: Pathogenese der Kieferzysten und ihre Behandlung.

Prof. Dr. Bruhn: Die zahnärztlich-orthopädische Behandlung der Kieferfrakturen.

Dr. Lindemann: Entstehung und Behandlung der Gesichtsneuralgien.

Dr. Hoelscher: Die direkten Untersuchungsmethoden an Kehlkopf und Luftröhre mit besonderer Berücksichtigung der Schwebe.

Dr. Kukulies: Die prothetische Deckung von Gesichtsdefekten und ihre Indikation.

Prof. Dr. Bruhn: Die zahnärztlich-orthopädische und chirurgische Behandlung der angeborenen und erworbenen Deformitäten des Unterkiefers.

Dr. Lindemann: Histologische und klinische Studien zur freien Knochentransplantation.

Dr. Hoelscher: Die operative Behandlung des Kehlkopfcarcinoms.

Dr. Kukulies: Die klinischen Erscheinungen beim Durchbruch des unteren Weisheitszahnes und ihre Behandlung.
Prof. Dr. Bruhn: Die Erkrankungen des Kieferknochens und die Richtlinien für ihre Behandlung.
Dr. Lindemann: Die Anästhesie im Bereiche des Gesichtsschädels.
Dr. Hoelscher: Die entzündlichen Erkrankungen der Nebenhöhlen.
Dr. Kukulies: Die Bedeutung des Zwischenkiefers für Zahnstellungsanomalien, insbesondere für Anomalien im Durchbruch oberer Eckzähne. Über die praktische Bedeutung der Zahnretention.

AUS DEM
DÜSSELDORFER LAZARETT FÜR KIEFERVERLETZTE UND DER WESTDEUTSCHEN KIEFERKLINIK HERVORGEGANGENE LITERATUR.

Walter Ahrend: Hilfsapparate zur Wiederherstellung der durch Schußverletzung zerstörten Nasen. (Die gegenwärtigen Behandlungswege der Kieferschußverletzungen; herausgegeben von Prof. Chr. Bruhn, Verlag J. F. Bergmann, Wiesbaden 1916, Heft II/III.)
Christian Bruhn: Die Verwendung massiv gegossener Brückenarbeiten zur Überbrückung frisch verheilter Kieferdefekte. (Ebenda, Heft I.)
Derselbe: Zur Indikationsstellung für die Anwendung der verschiedenen Kieferstützapparate. (Ebenda, Heft II/III.)
Derselbe: Zur Indikationsstellung für die Anwendung der verschiedenen Kieferstützapparate. II. Teil. (Ebenda, Heft IV/VI.)
Derselbe: Zur Indikationsstellung für die Anwendung der verschiedenen Kieferstützapparate. Schluß. (Ebenda, Heft VII/VIII.)
Derselbe: Über Maßnahmen zur Beseitigung von Störungen des Sprechvermögens und der Beweglichkeit der Gesichtsmuskulatur nach Verletzungen der Kiefer und ihrer Umgebung. (Ebenda, Heft VII/VIII.)
Derselbe: Gesichtsorthopädie in ihrem Zusammenwirken mit der Gesichtschirurgie. (Ebenda, Heft IX/X.)
Chr. Bruhn u. M. Kühl: Schußverletzungen des Ober- und Unterkiefers. (Ebenda, Heft I.)
Christian Bruhn: Über die Beseitigung der Progenie durch chirurgische und zahnärztlich-orthopädische Maßnahmen. (Walkhoff, Festschrift der Deutschen Zahnheilkunde, Forschung und Praxis 1920, Verlag Thieme, Leipzig.)
Derselbe: Über chirurgische und zahnärztlich-orthopädische Maßnahmen zum Ausgleich der Makrognathie und Mikrognathie des Unterkiefers. (Deutsche Monatsschrift für Zahnheilkunde 1921, Heft 13, Verlag Springer, Berlin.)
Wilhelm Bürger: Instrument für die Messung der Öffnungs- und Verschiebungsmöglichkeit der Kiefer. (Die gegenwärtigen Behandlungswege der Kieferschußverletzungen; herausgegeben von Prof. Chr. Bruhn, Verlag J. F. Bergmann, Wiesbaden 1916, Heft VII/VIII.)

Friedrich Hauptmeyer: Zur Behandlung der Schußverletzungen im Bereiche des Gesichtes mit besonderer Berücksichtigung der Läsionen der Kiefer. (Ebenda, Heft I.)

Friedrich Hauptmeyer: Zur Behandlung der Schußverletzungen im Bereiche des Gesichtes mit besonderer Berücksichtigung der Läsionen der Kiefer. II. Teil. (Ebenda, Heft II/III.)

Friedr. Hauptmeyer: Über die Technik der stereoskopischen Röntgenaufnahmen bei Schußverletzungen des Gesichtsschädels. (Ebenda, Heft IV/VI.)

Max Kühl: Schußverletzungen des Oberkiefers. (Ebenda, Heft I.)[1]

Max Kühl: Schußverletzungen des Unterkiefers. (Ebenda, Heft I.)

Max Kühl: Die Technik der Befestigung der Kieferstützapparate. (Ebenda, Heft II/III.)

Max Kühl: Unterlage für plastische Operationen im Bereiche des Gesichtes. (Ebenda, Heft IV/VI.)

M. Kühl u. A. Lindemann: Die Folgen einer spät einsetzenden Behandlung der Kieferschädigungen und ihre Beseitigung. (Ebenda, Heft IX/X.)

August Lindemann: Zur Deckung größerer Defekte der Weichteile bei Kieferschußverletzungen. (Ebenda, Heft I.)

Derselbe: Zur Deckung größerer Defekte der Weichteile bei Kieferschußverletzungen. II. Teil. (Ebenda, Heft II/III.)

Derselbe: Die Lokalanästhesie bei den Schußverletzungen des Gesichtes. (Ebenda, Heft II/III.)

Derselbe: Über die Beseitigung der traumatischen Defekte der Gesichtsknochen. (Ebenda, Heft IV/VI.)

Derselbe: Die operative Beseitigung der Fisteln der Mundspeicheldrüsen. (Ebenda, Heft VII/VIII.)

Derselbe: Die Anwendung der Extension in der Kieferchirurgie. (Ebenda, Heft VII/VIII.)

Derselbe: Neuere Erfahrungen über die freie Knochentransplantation. (Ebenda, Heft VII/VIII.)

Derselbe: Die Deckung der Weichteil- und Knochendefekte des Gesichtes bei Kieferschußverletzungen mit besonderer Berücksichtigung des Wiederaufbaues der Nase und ihrer näheren Umgebung. (Ebenda, Heft IX/X.)

Derselbe: Die chirurgisch-plastische Versorgung der Weichteilschäden des Gesichtes. (Verlag Deutsche Zeitschrift f. Chirurgie, 1921, 1922, 160. u. 170. Band.)

Derselbe: Anatomische und klinische Studien zur freien Knochentransplantation. (Zentralblatt für Chirurgie, 1921, Band 33.)

Alexander Loch: Oto-Rhino-Laryngologisches bei Kieferschüssen. (Die gegenwärtigen Behandlungswege der Kieferschußverletzungen; Verlag J. F. Bergmann, Wiesbaden 1916, Heft VII/VIII.)

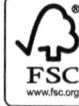

MIX
Papier aus verantwortungsvollen Quellen
Paper from responsible sources
FSC® C105338

If you have any concerns about our products,
you can contact us on
ProductSafety@springernature.com

In case Publisher is established outside the EU,
the EU authorized representative is:
Springer Nature Customer Service Center GmbH
Europaplatz 3, 69115 Heidelberg, Germany

Printed by Libri Plureos GmbH
in Hamburg, Germany